Franz Keggenhoff

Erste Hilfe

Das offizielle Handbuch

Sofortmaßnahmen bei Babys, Kindern und Erwachsenen

südwest

INHALT

ALLGEMEINE INFORMATIONEN ZUR ERSTE-HILFE-AUSBILDUNG UND ZU DIESEM BUCH

Grundsätzlich ist es die Pflicht jedes Menschen, die gängigen Erste-Hilfe-Maßnahmen zu kennen, um bei einem Unfall oder Notfall unmittelbar helfen zu können. Für sehr viele Personengruppen ist ein Erste-Hilfe-Kurs gesetzlich oder durch andere Vorschriften zwingend vorgeschrieben. Hierzu gehören z. B. Führerscheinbewerber, Feuerwehrleute, Ersthelfer in Betrieben, Betreuerinnen und Betreuer von Sport- und Freizeitgruppen (z. B. DSB, DFB, DLRG usw.) außerdem bestimmte Berufsgruppen, wie Erzieherinnen und Erzieher in Bildungs- und Betreuungseinrichtungen für Kinder. Für Berufsgruppen z. B. in medizinischen Bereichen ist eine Erste-Hilfe-Ausbildung im Rahmen der Ausbildung vorgeschrieben. Dies betrifft z. B. Sanitäter, Betriebssanitäter und Personal im Rettungsdienst sowie in Gesundheits- und Pflegeberufen.

Bedingt durch die vor einiger Zeit vorgenommene Verkürzung des Erste-Hilfe-Kurses auf einen Tag, können nicht mehr alle von Ersthelfern durchführbaren Erste-Hilfe-Maßnahmen in den Kursen selbst vermittelt werden. Die zertifizierten Hilfsorganisationen und die ebenfalls zertifizierten privaten Ausbildungsstellen vermitteln in ihren Kursen die grundsätzlich wichtigen Maßnahmen und Fertigkeiten. Das vorliegende Handbuch zur Ersten Hilfe beschreibt die allgemein gültigen – auch über die Inhalte eines Erste-Hilfe-Kurses hinausgehenden – Erste-Hilfe-Maßnahmen im deutschsprachigen Raum. Es ist daher für jeden, der umfassend über die Erste Hilfe informiert sein muss, das unverzichtbare Nachschlagewerk. Dies gilt im Besonderen für alle Ausbildungskräfte, die selbst Erste-Hilfe-Kurse durchführen.

Die Inhalte dieses Buches entsprechen den Vorgaben der „BAGEH" (Bundesarbeitsgemeinschaft der Ausbildenden Organisationen). Die jeweils aktuellen Empfehlungen des European Resuscitation Council

(ERC) und des German Resuscitation Council wurden berücksichtigt. Die Inhalte entsprechen außerdem den Vorgaben und Schriften der Deutschen Gesetzlichen Unfallversicherung (DGUV) »Handbuch zur Ersten Hilfe« DGUV-Information 204-007 und der DGUV-Information 204-008 »Handbuch zur Ersten Hilfe in Bildungs- und Betreuungseinrichtungen für Kinder«.
Das Buch hilft Ihnen dabei, die notwendigen Erste-Hilfe-Kenntnisse zu erwerben und nach dem Besuch eines Erste-Hilfe-Kurses zu festigen und immer wieder aufzufrischen.

Dieses Buch wurde mit größter Sorgfalt zusammengestellt. Dennoch erfolgen alle Angaben ohne Gewähr. Weder Urheber/Autor noch der Herausgeber/Verlag haften für Nachteile oder Schäden, die sich aus dem Inhalt des Buches ergeben könnten.
Das Erste-Hilfe-Handbuch gliedert sich in 12 Kapitel, in denen die häufigsten Notfälle zusammengefasst sind.

Erweiterte oder spezielle Maßnahmen bei Notfällen mit Kindern sind im Buch den einzelnen Kapiteln zugeordnet und besonders kenntlich gemacht!
Dieses Buch ersetzt nicht die Teilnahme an einem Erste-Hilfe-Kurs bzw. an einer Erste-Hilfe-Fortbildung.

Kapitel 1

RICHTIGES VERHALTEN BEI UNFÄLLEN UND NOTFÄLLEN

KOMPETENT HILFE LEISTEN IM UNGLÜCKSFALL

Menschen in Not brauchen Hilfe. Dies ist nicht allein eine Frage der Moral, sondern auch gesetzlich festgelegt. Wir sind bei einem Unfall, einem Notfall, einem Unglück – im Rahmen unserer Möglichkeiten – verpflichtet zu helfen.

Das erste Kapitel erläutert die wichtigsten Rettungs- und Verhaltensmaßnahmen bei einem Unfall. Es führt Sie vor allem in die Erstmaßnahmen ein, die für alle möglichen Situationen (nicht allein für Verkehrsunfälle) gelten.

Wichtig ist dabei auch die schnelle und richtige Alarmierung des Rettungsdienstes, damit die Rettungskette, die es in Deutschland gibt, möglichst schnell greifen kann.

Bitte bedenken Sie: Als Ersthelfer können Sie Leben retten, wenn Sie umsichtig und richtig handeln.

DIE VERPFLICHTUNG ZUM HELFEN

Was fürchten wir Menschen mehr als Störungen unseres Wohlbefindens, Erkrankungen oder gar Unfälle mit ihren oft schlimmen Auswirkungen. Wie schnell wird der Gedanke daran, dass etwas passieren kann, verdrängt. Und doch gehören Unglücksfälle in allen unseren Lebensbereichen wie Haushalt, Beruf, Straßenverkehr, Freizeit, Sport usw. zu unserem Alltag.

Der Ersthelfer ist enorm wichtig

Viele sind immer noch der Auffassung, für die Hilfe bei Unglücksfällen seien Rettungsdienst oder ärztliche Notdienste zuständig, und vergessen dabei, dass fast immer die richtige Hilfe in den ersten Minuten – bis zum Eintreffen des Notdienstes – für die Schwere der Unfallfolgen oder sogar für das Überleben entscheidend sein kann. Wer aber hat schon einen Erste-Hilfe-Kurs besucht und richtig helfen gelernt?
Zum Helfen sind wir nach § 323c StGB auch gesetzlich verpflichtet (siehe unten stehenden Kasten). Für die meisten von uns ist es selbstverständlich, Menschen in Not im Rahmen unserer Möglichkeiten zu helfen, auch ohne dazu gesetzlich verpflichtet zu sein.

Unfälle – meist im Haushalt und in der Freizeit

Allzu häufig verbinden wir den Begriff »Erste Hilfe« mit Unfällen im Straßenverkehr und denken daran, irgendwelchen fremden Menschen helfen zu müssen; dabei ist dies eher selten notwendig.
Von den ca. acht Millionen Unfällen im Jahr in Deutschland (jeder Zehnte ist somit statistisch betroffen) passieren weniger als zehn Prozent im Straßenverkehr. Viel häufiger wird Erste Hilfe in unserem unmittelbaren Lebensumfeld erforderlich. In der Familie, am Arbeitsplatz oder in der Freizeit und beim Sport, wo man mit Freunden und Bekannten zusammen ist; aber auch bei Notfällen und Unfällen mit Kindern müssen Sie Erste Hilfe leisten können.

Jeden kann es treffen

Eine Frau sollte ihrem Ehemann helfen können, den plötzlich ein Herzinfarkt ereilt. Eine Mutter muss ihrem Kind Erste Hilfe leisten, das sich beim Spielen verletzt hat. Und auch Ihr Nachbar sollte Ihnen zu Hilfe eilen, wenn Sie sich selbst – z. B. bei der Gartenarbeit – verletzt haben.

§ 323c StGB »Unterlassene Hilfeleistung«

Nach § 323c des Strafgesetzbuches (StGB) wird mit Freiheitsstrafe bis zu einem Jahr oder mit Geldstrafe bestraft, wer bei Unglücksfällen oder gemeiner Gefahr oder Not nicht Hilfe leistet, obwohl dies erforderlich und ihm den Umständen nach zuzumuten, insbesondere ohne erhebliche eigene Gefahr und ohne Verletzung anderer wichtiger Pflichten möglich ist.

Von den ca. acht Millionen Unfällen, die sich jedes Jahr in Deutschland ereignen, geschehen

- ca. 2.8 Mio. im Haushalt.
- ca. 2.0 Mio. bei der Arbeit und in der Schule.
- ca. 2.5 Mio. in der Freizeit und beim Sport.
- ca. 0,75 Mio. im Straßenverkehr.

Jährlich sterben über 50000 Menschen an plötzlichem Herzversagen, ca. 2700 im Straßenverkehr und ca. 8000 bei Haushaltsunfällen, in der Freizeit und beim Sport. In solchen Situationen richtig zu helfen, ist gar nicht schwer – jeder kann dies in einem Erste-Hilfe-Kurs erlernen. Auch das vorliegende Buch kann dazu beitragen, die notwendigen Erste-Hilfe-Kenntnisse zu erwerben. Denken Sie einmal darüber nach, wie es wäre, wenn Sie einem nahestehenden Menschen, der sich in Not befindet, hilflos gegenüberstünden? Dabei hätten Sie nur ein paar Stunden Freizeit investieren müssen, um Erste-Hilfe-Maßnahmen richtig zu erlernen.

ANFORDERUNG AN HELFER

Nicht jeder Notfall oder Unfall ist so spektakulär, wie man es womöglich aus Filmen oder einschlägigen Fernsehsendungen kennt. Die allermeisten Unglücksfälle verlaufen glimpflich, und es ist nicht schwer, die richtige Erste Hilfe zu leisten.

So helfen Sie richtig

- **Bleiben Sie ruhig.** Verschaffen Sie sich zunächst eine Übersicht über die vorgefundene Situation.
- **Handeln Sie nicht »kopflos«, sondern besonnen.** Meist sind Sie an einer Unglücksstelle nicht allein, Umstehende sind bestimmt bereit mitzuhelfen. Sprechen Sie diese direkt an und bitten Sie um Mithilfe.
- **Beruhigen Sie die Betroffenen** und gegebenenfalls auch die Umstehenden.
- **Verhindern Sie** unbedingt **falsches Eingreifen** und unüberlegtes, »kopfloses« Handeln anderer Helfer.

WAS IST EIGENTLICH ERSTE HILFE?

Unter dem Begriff »Erste Hilfe« versteht man alle Maßnahmen, die bei Unfällen, akuten Erkrankungen und Vergiftungen bis zum Eintreffen eines Arztes oder des Rettungsdienstes erforderlich sind, damit sich der Gesundheitszustand des Betroffenen nicht weiter verschlechtert. Zu diesen Maßnahmen gehören:

- Unfallstellen sichern und Verunglückte aus akuter Gefahr in Sicherheit bringen.
- Lebensrettende Sofortmaßnahmen durchführen (z. B. Blutstillung, Beatmung, stabile Seitenlage usw.).
- Notruf veranlassen, Rettungsdienst/Arzt alarmieren.
- Schmerzen durch sachgerechte Lagerung oder andere Hilfeleistungen lindern.
- Verletzte betreuen und trösten.

EIGENE SICHERHEIT/EIGENES SCHUTZVERHALTEN

Bei manchen Unfallsituationen ist es notwendig, die Verunglückten aus einer akuten Gefahrensituation zu retten, z. B. bei:

- Bränden
- Verkehrsunfällen
- Stürzen in Gewässer
- Einbrechen in Eis
- Verschüttungen
- Chemieunfällen
- Stromunfällen (auch im Haushalt)

Immer die Unfallstelle absichern

Immer wieder geraten Menschen, die bei einem (Verkehrs-)Unglück helfen wollen, selbst in Lebensgefahr – z. B. wenn eine Unfallstelle auf der Autobahn gar nicht oder nur unzureichend abgesichert ist.
Sorgen Sie dafür, dass an der Unfallstelle wegen eventuell auslaufenden Benzins nicht geraucht und die Zündung beim verunglückten Fahrzeug abgestellt wird (den Zündschlüssel aber stecken lassen!).
Aber nicht nur bei Verkehrsunfällen ist das Absichern wichtig; auch andere Unfallstellen, z. B. in Betrieben oder auf der Skipiste, müssen abgesichert werden. Was Sie dabei im Einzelnen beachten sollten, erfahren Sie auf den folgenden Seiten.

An die eigene Sicherheit denken

Auf den Autobahnen kommen inzwischen mehr Menschen durch unachtsames Verhalten bei Pannen und Unfällen bzw. beim Helfen ums Leben als durch die Unfälle selbst. Denken Sie daher immer zunächst an Ihre eigene Sicherheit. Nur wenn Sie als Helfer selbst keinen Schaden erleiden, können Sie den Verunglückten helfen.

VERHALTEN BEI VERKEHRSUNFÄLLEN

So helfen Sie richtig

Anhalten, um zu helfen

Gerade bei Verkehrsunfällen müssen Sie als Helfer auf Ihre eigene Sicherheit achten – vom ersten Moment an.

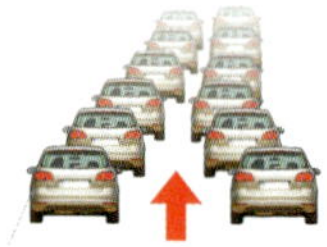

- Wenn Sie sich einer Unfallstelle nähern, warnen Sie die nachfolgenden Verkehrsteilnehmer, indem Sie rechtzeitig Ihre Warnblinkanlage einschalten. Bilden Sie unbedingt eine Gasse für Rettungskräfte.
- Fahren Sie nicht zu dicht an die Unfallstelle heran. Mindestens 10 bis 20 Meter Sicherheitsabstand zur Unfallstelle einhalten.
- Stellen Sie Ihr Fahrzeug am Fahrbahnrand so ab, dass z. B. bei Dunkelheit die Unfallstelle durch das Fahrlicht Ihres Fahrzeugs beleuchtet ist.

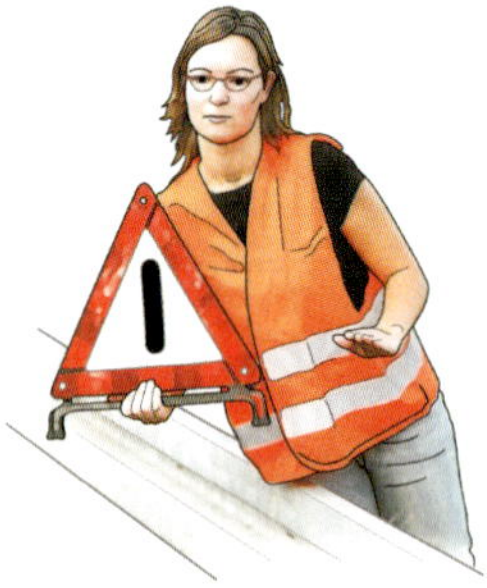

Das Warndreieck muss 100 bis 200 Meter vor der Unfallstelle aufgestellt werden. Halten Sie es vor Ihren Körper, wenn Sie die Straße entlanggehen. Außerdem: Eine Warnweste ist Pflicht.

Die Unfallstelle sichern

Im Interesse der Sicherheit müssen Sie die Unfallstelle sichern.

- Tragen Sie an Unfallstellen zu Ihrer eigenen Sicherheit stets eine Warnweste.
- Nehmen Sie Ihr Warndreieck, klappen Sie es auf, halten Sie es vor den Körper und gehen Sie damit dem Verkehr entgegen.

- Stellen Sie das Warndreieck in ausreichender Entfernung – d. h. bei Schnellstraßen und Autobahnen mindestens 100 bis 200 Meter vor der Unfallstelle – gut sichtbar am rechten Fahrbahnrand auf. Wenn Sie eine Warnblinkleuchte haben, stellen Sie diese in jedem Fall zusätzlich auf.
- Bei Kurven und Bergkuppen müssen Sie besonders gewissenhaft absichern. Es geht um Ihr Leben! Deshalb müssen Sie das Warndreieck jeweils vor der Kurve oder Bergkuppe aufstellen.
- Nachfolgende Fahrzeuge können Sie auch zusätzlich durch eine Auf-und-abwärts-Bewegung des Arms warnen.
- Fordern Sie weitere Verkehrsteilnehmer zur Mithilfe auf, und auch der Gegenverkehr muss gewarnt werden.
- Wenn sich mehrere Helfer an der Unfallstelle befinden, sorgen Sie für eine Aufgabenteilung.
- Brennende Personen können Sie im Notfall mit einem Pulverlöscher löschen. Dabei müssen Sie darauf achten, dass Sie diesen in keinem Fall auf das Gesicht des Betroffenen richten.

Achtung
Warnblinkleuchten und Warnwesten gehören noch nicht in allen Ländern zur Pflichtausstattung privater Kraftfahrzeuge, sie können jedoch an Unfallstellen sehr nützlich sein. Auch die Ausstattung des Fahrzeugs mit einem Feuerlöscher ist sinnvoll. Da sich Brände meist relativ langsam entwickeln, kann der frühzeitige und gezielte Einsatz eines Kfz-Feuerlöschers manchen Brand schnell löschen und manchmal sogar Fahrzeuginsassen retten.

RETTUNG AUS AKUTER GEFAHR

Nach der Sicherung der Unfallstelle leisten Sie den Betroffenen Erste Hilfe. Manchmal müssen Sie dazu den Verletzten aus akuter Gefahr retten. Dies ist mithilfe des Rettungsgriffs rasch möglich.

So helfen Sie richtig

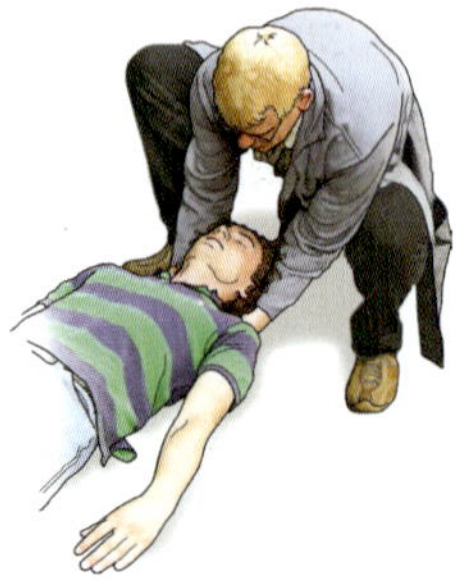

- **Sprechen Sie den Verletzten an.** Wenn er bei Bewusstsein ist, informieren Sie ihn über die beabsichtigte Maßnahme.
- Fassen Sie den am Boden Liegenden von hinten kommend unter Nacken und Schultern und bringen Sie ihn **mit angemessenem Schwung** zum Sitzen. Achten Sie darauf, dass Sie den Kopf mit Ihren Unterarmen stützen und dass der Betroffene nicht seitlich wegsackt.

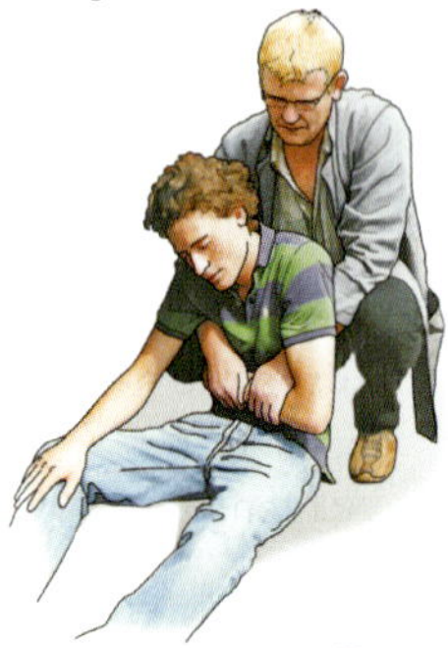

- Jetzt treten Sie dicht hinter den Betroffenen und fahren Sie mit beiden Armen unter seine Achselhöhlen. Legen Sie einen Unterarm des Betroffenen quer vor seinen Leib und fassen Sie diesen Arm **mit beiden Händen** von oben. Dabei den Unterarm nicht umfassen, sondern mit allen Fingern (auch den Daumen) »überhaken«.

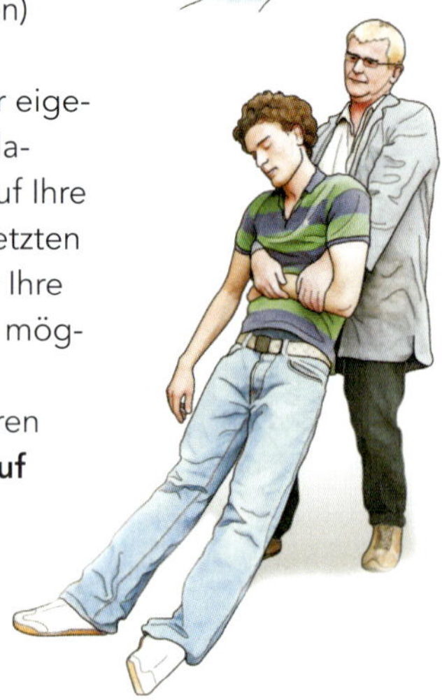

- Indem Sie die **Knie beugen** und Ihr eigenes Körpergewicht nach hinten verlagern, ziehen Sie den Betroffenen auf Ihre Oberschenkel. Heben Sie den Verletzten nicht hoch, damit die Belastung für Ihre Wirbelsäule und die Bandscheiben möglichst gering bleibt.
- Dann ziehen Sie ihn an einen sicheren Ort und legen ihn dort möglichst **auf einer Decke vorsichtig ab.** Sprechen Sie den Betroffenen erneut an und führen Sie die Erste Hilfe durch.

Was Sie wissen sollten: Der beschriebene Rettungsgriff kann auch benutzt werden, wenn Sie z. B. einen Kranken aus einem Bett auf den Boden oder auf eine Trage legen müssen.

RETTUNG AUS KRAFTFAHRZEUGEN

Bei Verkehrsunfällen können Verunglückte aufgrund ihrer Verletzungen ihr Kraftfahrzeug oft nicht selbstständig verlassen. Vor allem wenn sie im Fahrzeug in Lebensgefahr sind, z. B. wegen Brandgefahr, müssen sie aus dem Fahrzeug gerettet werden.

So helfen Sie richtig

- Sprechen Sie den Verunglückten an und sagen Sie ihm, was Sie tun werden, bzw. stimmen Sie das weitere Vorgehen, soweit möglich, mit ihm ab.
- **Lösen Sie den Gurt** – unter Umständen müssen Sie den Gurt durchschneiden. Falls notwendig, stellen Sie den Sitz zurück. Achten Sie darauf, dass die Füße des Verletzten nicht eingeklemmt sind.
- Fassen Sie den Verletzten an der fernen Hüfte und am nahen Knie und drehen Sie ihn auf dem Sitz mit dem Rücken zur Tür. Fassen Sie den Verletzten mit dem schon beschriebenen Rettungsgriff (siehe vorhergehende Seiten) und **ziehen Sie ihn vorsichtig aus seinem Fahrzeug.** Wenn ein weiterer Helfer da ist, bitten Sie ihn, an den Beinen mit anzufassen, sodass Sie den Verletzten gemeinsam aus dem Fahrzeug ziehen können.

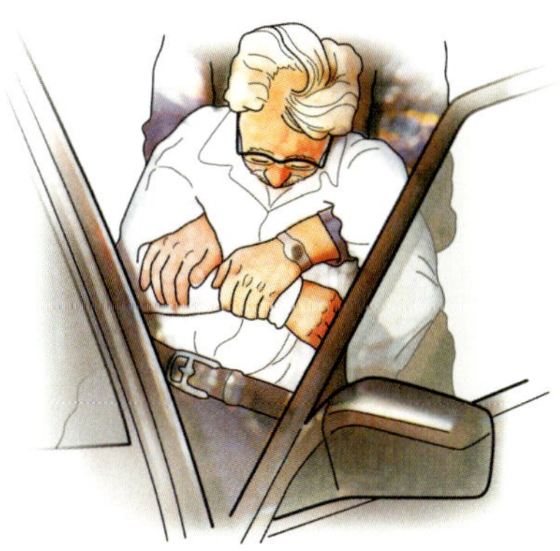

- Legen Sie den Verletzten in **sicherer Entfernung** von der Unglücksstelle vorsichtig ab, möglichst auf einer Decke, und decken Sie ihn zu. Alarmieren Sie den Rettungsdienst. Sprechen Sie dann den Verletzten wieder an und leisten Sie nach Bedarf weitere Erste Hilfe.

Was tun, wenn Verunglückte im Fahrzeug eingeklemmt sind?
Manchmal stellen Sie fest, dass Ihre Möglichkeiten als Helfender nicht ausreichen. Das ist z. B. der Fall, wenn Personen in Fahrzeugen eingeklemmt sind. In solchen Fällen besteht Ihre Erste Hilfe zunächst darin, schnellstmöglich technisch-fachliche Hilfe anzufordern (Rettungsdienst/Feuerwehr). Bis zum Eintreffen des Fachpersonals müssen Sie bei dem Verunglückten bleiben. Falls die Situation es zulässt, führen Sie auch bei eingeklemmten Personen bis zum Eintreffen des Fachpersonals die erforderlichen Erste-Hilfe-Maßnahmen durch. Versuchen Sie, den Betroffenen zu beruhigen.

ERSTMASSNAHMEN BEI ANSPRECHBAREN VERLETZTEN/KRANKEN

DIE ERSTE KONTAKTAUFNAHME

Um etwas über den Zustand eines Verunglückten zu erfahren, bedarf es meist keiner technischen Hilfsmittel. Die meisten Verunglückten sind bei Bewusstsein und somit ansprechbar. Sie können Angaben über ihre Verletzungen, Schmerzen oder ihr Befinden machen. Zu berücksichtigen ist jedoch, dass Verunglückte, aber auch akut Kranke meist emotional sehr angespannt sind. Helfer müssen auf unterschiedliche Reaktionen wie Angst, Scham und Aggressionen gefasst sein. Daher ist es wichtig, dass Vertrauen zwischen Helfendem und Betroffenem aufgebaut wird.

UMGANG MIT VERLETZTEN/KRANKEN

Begeben Sie sich auf die Höhe des Betroffenen

Häufig stehen mehrere Personen um den Betroffenen herum. Dies ist für den Verunglückten sehr unangenehm, insbesondere wenn sich eine Person von oben über ihn beugt. Knien oder hocken Sie sich deshalb hin, wenn der Verletzte auf dem Boden liegt. Treten Sie nicht von hinten an einen Verletzen oder Kranken heran, sondern möglichst immer von vorn, suchen Sie Blickkontakt.

Schauen Sie den Betroffenen an

Sie erhalten dadurch einen Gesamtüberblick über den Zustand des Betroffenen. Sie können erkennen, ob die Person aufgeregt ist, ob die Person friert, ob sie vielleicht Schmerzen hat oder ob sichtbare Verletzungen vorliegen.

Nennen Sie Ihren Namen

Durch diesen ersten Kontakt wird dem Betroffenen vermittelt, dass er wahrgenommen wurde – dies schafft Vertrauen. Fragen Sie auch nach dem Namen des Betroffenen. Damit bekunden Sie Respekt und Anteilnahme. Fragen Sie den Betroffenen, was passiert ist und ob er Schmerzen hat. Sie erhalten hierdurch wichtige Informationen über das Unfallgeschehen. Krankheitsbild und Verletzungen können so erkannt werden. Befindlichkeiten und Ängste werden deutlich.

Stellen Sie vorsichtig Körperkontakt her

Halten Sie die Hand des Betroffenen oder legen Sie Ihre Hand auf seine Schulter. Auch das Abwischen seiner Stirn wirkt häufig positiv auf den Verunglückten.

Sagen Sie dem Betroffenen immer, was Sie tun

Stimmen Sie das weitere Vorgehen mit dem Verletzten/Kranken ab. Sagen Sie ihm immer, was Sie vorhaben, und fragen Sie ihn, ob er einverstanden ist und gegebenenfalls mithelfen kann. Sagen Sie ihm auch, was schon getan wurde, z. B. dass der Rettungswagen oder Notarzt bereits alarmiert sind. Seien Sie behilflich, wenn der Betroffene Kontakt zu einem vertrauten Arzt oder zu Angehörigen aufnehmen will.

Bitten Sie Umstehende um Mithilfe

Meist sind Sie an einer Unglücksstelle nicht allein. Sprechen Sie andere Personen direkt an und bitten Sie um deren Mithilfe. Es ist wichtig, dass jemand die Initiative ergreift und die notwendige Hilfe koordiniert, bis der Rettungsdienst/Notarzt eintrifft.

SUCHE NACH VERLETZUNGEN

Bevor Sie Erste-Hilfe-Maßnahmen ergreifen, müssen Sie Art und Umfang der Verletzungen des/der Betroffenen ermitteln.

- Wenn der Verletzte ansprechbar ist, ist dies relativ einfach. Sie können ihn nach seinem Befinden fragen und erhalten dadurch Hinweise auf seine Verletzungen.
- Manchmal ist es notwendig, dass Sie in Abstimmung mit dem Verletzten dessen Kleidung öffnen oder auch aufschneiden, damit Sie Verletzungen besser erkennen und anschließend versorgen können.
- Blutlachen am Boden oder Blutflecke auf der Kleidung, aber auch beschädigte Kleidung, deuten auf verdeckte Verletzungen hin.
- Sie müssen bei bewusstlosen Verletzten – nachdem Sie die lebensrettenden Maßnahmen eingeleitet haben – vorsichtig nach weiteren Verletzungen suchen.
- Manchmal erhalten Sie durch Augenzeugenberichte oder die Unfallsituation Aufschluss über mögliche verdeckte Verletzungen.
- Wenn Sie Anhaltspunkte dafür haben, dass Verletzungen durch die Lage des Verunglückten verdeckt sein könnten, sollten Sie behutsam seine Lage so weit verändern, dass Sie die Verletzungen erkennen und versorgen können.

- Werden Verletzungen durch die Kleidung verdeckt, entfernen Sie die Kleidung so weit wie notwendig, oder schneiden Sie gegebenenfalls die Kleidung vorsichtig auf, damit Sie die Verletzungen versorgen können.

BETREUUNG UND ZUWENDUNG

Besonders wichtig für das Allgemeinbefinden Verunglückter und Kranker sind die Betreuung und die Zuwendung durch den Ersthelfer bis zum Eintreffen des Rettungsdienstes. Dies wird häufig unterschätzt und leider allzu oft vernachlässigt. Vor allem für Kinder ist Zuwendung von ganz besonderer Bedeutung.

- Lassen Sie daher einen Verunglückten oder Kranken möglichst nicht allein, beruhigen Sie ihn und spenden Sie ihm Trost.
- Viele Betroffene berichten nach der Rettung oder Genesung, dass die menschliche Zuwendung durch den Helfer für sie die wichtigste Hilfe war.

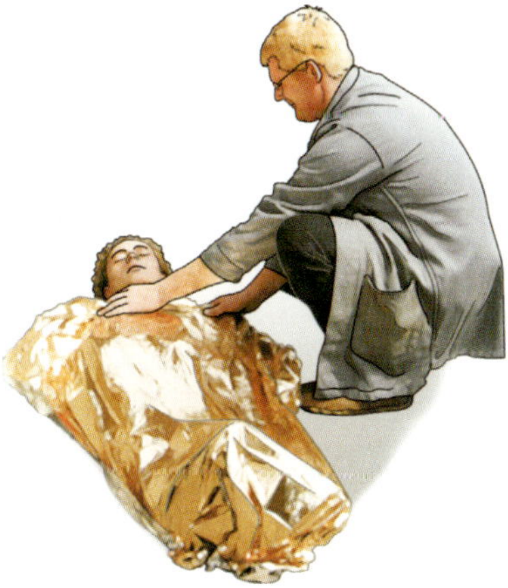

Folien-Rettungsdecken aus dem Verbandkasten schützen Kranke und Verletzte vor Wärmeverlusten. Achtung: Die Silberseite muss zum Körper, die Goldseite nach außen weisen.

Eine gute Betreuung wirkt sich immer auch positiv auf den Gesamtzustand eines Verletzten oder Kranken aus.

VERLETZTE UND KRANKE ZUDECKEN

Verletzte und Kranke zuzudecken (Wärmeverlust zu verhindern), gehört zu den wichtigsten Hilfeleistungen des Ersthelfers. Bedingt durch ihre Verletzungen und durch die psychische Belastung frieren Verletzte und Kranke selbst bei normaler Lufttemperatur, insbesondere dann, wenn durch den Unfall oder die Erkrankung der Kreislauf beeinträchtigt ist. Hinzu kommt, dass Betroffene bis zum Eintreffen des Rettungsdienstes oft auf dem Boden liegen müssen, wodurch ebenfalls Wärme verloren geht. Legen Sie Verunglückte und Kranke daher möglichst immer auf eine Decke oder Rettungsdecke (zur Not auf einen Mantel oder etwas Ähnliches).

Besonders vorteilhaft sind die im Kfz-Verbandkasten vorhandenen Rettungsdecken (Rettungsfolien). Zum Warmhalten ist die Silberseite zum Verletzten, die Goldseite nach außen zu verwenden.

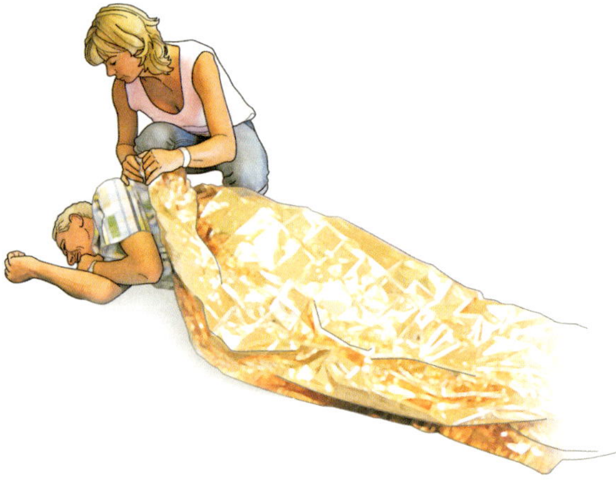

NOTRUF/ALARMIERUNG DES RETTUNGSDIENSTES

Die möglichst rasche Alarmierung des Rettungsdienstes ist fast immer ein wichtiger Bestandteil der Ersten Hilfe. In Deutschland und den meisten europäischen Ländern besteht ein lückenloses Netz von Rettungsleitstellen und Rettungswachen. Damit ist sichergestellt, dass Betroffene bei einem Notfall rund um die Uhr schnelle, fachgerechte medizinische Hilfe erhalten und in ein Krankenhaus gebracht werden. Jeder Augenzeuge eines Unfalls muss in der Lage sein, den Rettungsdienst richtig zu alarmieren.

Notruf ohne Geld

Es gibt sehr unterschiedliche »öffentliche« Unfallmeldemittel, alle sind mit verständlichen Bedienungsanleitungen versehen. Auch wenn Sie aufgeregt sind, können Sie kaum etwas falsch machen.
Von allen öffentlichen Münz- und Kartentelefonen aus ist ein Notruf ohne Geldeinwurf bzw. Telefonkarte möglich.

Besonderheiten beim Handy

Mittlerweile erfolgen die meisten Unfallmeldungen von einem Handy aus. Dabei ist zu beachten, dass Sie über die Notrufnummer 112 zwar immer eine Rettungsleitstelle erreichen, allerdings nicht immer die am nächsten liegende Dienststelle. Daher ist bei einem Notruf vom Handy aus immer eine besonders genaue Ortsangabe zu machen.

DIE NOTRUFSÄULEN

An den Autobahnen und an manchen Bundesstraßen befinden sich Notrufsäulen.
Die Notrufsäulen befinden sich in einem Abstand von ca. zwei bis vier Kilometern.
Den Hinweis auf die nächste Meldeeinrichtung geben kleine Pfeile auf den Leitpfosten der Straßenbegrenzung.

Andere Anrufmöglichkeiten
Auch von Bussen, Taxis und Autotelefonen aus kann ein Notruf durchgeführt und der Rettungsdienst alarmiert werden.

DIE NOTRUFNUMMERN
Die europaweit einheitliche Notrufnummer für Rettungsdienst und Feuerwehr ist die **112**

In den USA ist die Notrufnummer die **911**.
Der Notruf **110** geht zur nächsten Polizeileitstelle und wird an den Rettungsdienst weitergegeben.

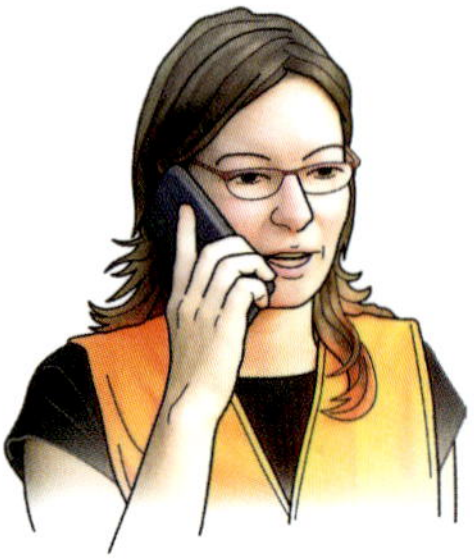

Ärztlicher Notdienst
In Deutschland gibt es zusätzlich noch andere Rufnummern, so gilt z. B. für den ärztlichen Notdienst in Deutschland die Nummer 116 117 (nicht zu verwechseln mit dem Rettungsdienst).

Was tun bei Vergiftungen?
Bei Vergiftungen rufen Sie zunächst den Rettungsdienst und danach die Informationszentrale für Vergiftungen in Berlin (zu weiteren Notrufnummern bei Giftunfällen siehe im Anhang, Seite 214f.) an:
030 19 24 0

DIE UNFALLMELDUNG
Die Unfallmeldung soll folgende Informationen enthalten:
- **Wo ist der Notfall?** Geben Sie den Notfallort genau an: Ort, Straße, Hausnummer, Stockwerk usw.
- **Was ist geschehen?** Beschreiben Sie die Notfallsituation. Die Rettungsleitstelle muss erkennen, welche Maßnahmen eingeleitet werden müssen (Rettungshubschrauber, Feuerwehr usw.).

- **Wie viele Verletzte/Betroffene sind zu versorgen?** Diese Angaben sind wichtig, um genügend Fahrzeuge und Personal einsetzen zu können.
- **Welche Arten von Verletzungen oder Krankheitszeichen haben die Betroffenen?** Sind Personen in lebensgefährlichem Zustand? Die Rettungsleitstelle braucht diese Angaben, um die richtigen Fahrzeuge und das notwendige Personal einzusetzen.
- **Warten Sie auf eventuelle Rückfragen der Rettungsleitstelle!** Legen Sie erst auf, wenn das Gespräch von der Leitstelle beendet wurde!
- **Es ist nicht schlimm, wenn Sie in der Aufregung nicht genau wissen, welche Angaben benötigt werden.** Das Leitstellenpersonal wird die notwendigen Informationen von Ihnen abfragen.

Den Rettungsdienst einweisen

Bei schwierigen örtlichen Gegebenheiten, z. B. bei unübersichtlicher Straßenführung, einem Wohnblock, einem Werksgelände o. Ä., ist es zweckmäßig, einen Helfer zu beauftragen, den Rettungsdienst auf der Straße zu empfangen und einzuweisen, damit keine Zeit durch die Suche nach dem Unfallort verloren wird.

Veranlassen Sie den Notruf!

Immer noch müssen Verletzte und Kranke zu lange auf den Rettungsdienst oder den Notarzt warten, weil deren Alarmierung zu spät erfolgt. Niemand an der Unfallstelle fühlt sich für den Notruf zuständig und verantwortlich. Fordern Sie als Ersthelfer daher eine andere Person gezielt auf: »Bitte verständigen Sie den Rettungsdienst. Bitte melden Sie: … !«

Sonderfall Gefahrgutunfall

Ist ein Gefahrgut-Lkw, der mit einer orangefarbenen Warntafel gekennzeichnet ist, in einen Unfall verwickelt, sollte bereits im Notruf auf die Warntafel und möglichst auf die darauf befindlichen Ziffernkombinationen hingewiesen werden. Anhand der Ziffernkombinationen kann der Gefahrstoff bzw. die von ihm ausgehende Gefahr identifiziert werden. Die Rettungsleitstelle und die Feuerwehr können dann gezielter die notwendigen Maßnahmen ergreifen. Warnen Sie bei solchen Unfällen die Umstehenden und halten Sie einen möglichst großen Sicherheitsabstand zur Unfallstelle. Rauchen, offenes Licht und Feuer sind wegen der Explosionsgefahr strengstens verboten!

Von der Unfallstelle ins Krankenhaus

Wenn in der Unfallmeldung (Notruf) alle Angaben sorgfältig und in Ruhe gemacht werden, kommt der Rettungsdienst nicht nur schnell, sondern auch mit dem richtigen Rettungsmittel (Krankenwagen, Rettungswagen, Notarztwagen oder Rettungshubschrauber). Außerdem konnte das Leitstellenpersonal erkennen, ob ein Notarzt oder zusätzliche Hilfe, z. B. die Feuerwehr, benötigt wird, und diese entsprechend einsetzen. Das Unfallrettungssystem in Deutschland ist so aufgebaut, dass ein Notfallpatient nach der Ersten Hilfe möglichst schnell noch an der Unfallstelle medizinisch versorgt wird. Bitte haben Sie Verständnis, wenn der Rettungswagen oftmals zunächst an der Unfallstelle stehen bleibt. Der Betroffene wird vom Rettungsdienstpersonal im Fahrzeug versorgt. Erst danach erfolgt der Transport in ein entsprechendes Krankenhaus.

Die Rechtssituation der Ersthelfer

An dieser Stelle muss noch auf eine Rechtsunsicherheit eingegangen werden, die in der Bevölkerung weit verbreitet ist.

Nicht wenige sind der Auffassung, dass sie, wenn sie beim Notruf vor Aufregung falsche Angaben machen, den Rettungswagen, Notarzt oder gar Hubschraubereinsatz selbst bezahlen müssen. Das ist falsch.

- Sie können versichert sein, dass ein Ersthelfer mit der Kostenabwicklung nichts zu tun hat – auch dann nicht, wenn er in guter Absicht Rettungsmittel anfordert und sich später herausstellt, dass sie nicht benötigt werden.

- Jeder Ersthelfer ist automatisch gesetzlich unfallversichert. Entstehen ihm Sachschäden oder Auslagen, so werden diese von den Versicherungen ersetzt.
- Selbst wenn in der Aufregung einmal eine Erste-Hilfe-Anwendung nicht richtig gelingt, obwohl sorgfältig und nach bestem Wissen gehandelt wurde, kann ein Laienhelfer dafür nicht strafrechtlich belangt werden.
- Strafbar macht sich nur, wer gar nicht hilft (unterlassene Hilfeleistung), grob fahrlässig handelt oder vorsätzlich jemandem Schaden zufügt. Auch wer die Arbeit von Rettungsdienst und Feuerwehr behindert (Gaffer) macht sich strafbar.

Die Rettungskette

Der Ablauf von Hilfeleistungen nach einem Unfall oder bei akuten Erkrankungen und Vergiftungen wurde in diesem ersten Kapitel deutlich. Die einzelnen Schritte der Hilfe sind wie Glieder einer Kette zu verstehen. Sie greifen ineinander und sorgen dafür, dass Betroffene die notwendige Hilfe an Ort und Stelle schnell – bis hin zur endgültigen ärztlichen Behandlung im Krankenhaus – erhalten.
Jede Kette ist allerdings nur so stark wie ihr schwächstes Glied. Die Bedeutung der Ersten Hilfe zeigen die ersten zwei Glieder der Kette. Ihre Kenntnisse in Erster Hilfe tragen dazu bei, die Rettungskette zu stärken.

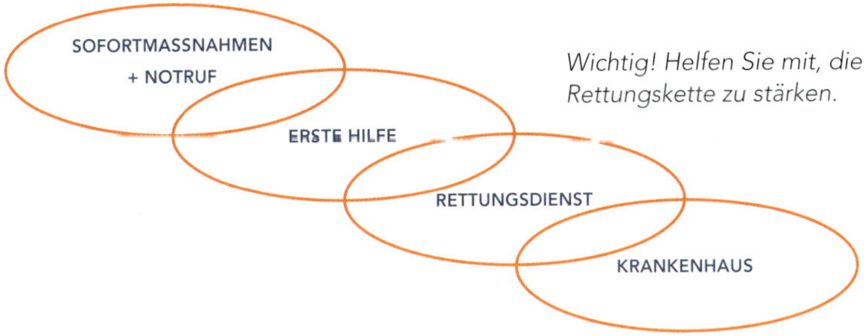

Wichtig! Helfen Sie mit, die Rettungskette zu stärken.

RICHTIGES VERHALTEN BEI UNFÄLLEN UND NOTFÄLLEN MIT KINDERN

UNSERE KINDER SIND GEFÄHRDET

Allein im Straßenverkehr verunglückte 2019 in Deutschland alle 20 Minuten ein Kind unter 15 Jahren, 2019 waren es insgesamt 28 005 Kinder, 55 starben. Dabei machen Verkehrsunfälle nur 7,5 Prozent der Unfälle in Deutschland aus. Der überwiegende Teil der Unfälle und Notfälle geschieht im häuslichen Bereich, in der Freizeit beim Sport und beim Spielen sowie z. B. in der Schule auf dem Schulhof und beim Schulsport. Zum Glück verlaufen diese Unfälle nicht immer gleich tödlich, doch ist eine fachgerechte Erste Hilfe notwendig. Dies gilt in besonderer Weise auch bei Erkrankungen der Kinder. Die kleinen Patienten benötigen besonders viel Zuspruch und Betreuung. Zuwendung ist genauso wichtig wie gute Erste-Hilfe-Kenntnisse.

In diesem Kapitel erhalten Sie die Basisinformationen, was bei Unfällen und Krankheiten zu tun ist. Es schließt mit Tipps zur Unfallverhütung.

DIE ERSTE KONTAKTAUFNAHME

Um etwas über den Gesundheitszustand eines verunglückten oder kranken Kindes zu erfahren, bedarf es meist keiner technischen Hilfsmittel, aber oftmals viel Geduld. Versuchen Sie, auf jeden Fall ruhig zu bleiben. Aufgeregte, panische, schreiende oder gar weinende Eltern können keine sachgerechte Diagnose stellen und auch nicht angemessen helfen. Das Kind bekommt Angst und wird weiter verunsichert: »Wenn die Eltern schon weinen, dann muss es mir ja schlecht gehen.« Wirken Sie beruhigend, indem Sie ruhig sprechen, das Kind streicheln und es zügig, aber ohne Hast untersuchen.

- Die meisten verunglückten Kinder sind bei Bewusstsein und somit ansprechbar. Sie können Angaben über ihre Verletzungen, Schmerzen oder ihr Befinden machen.

- Durch genaues Beobachten können Sie feststellen, ob z. B. die Hautfarbe normal rosig, blass oder blau verändert ist.
- Fassen Sie das Kind z. B. an der Hand an. Dies wirkt zunächst beruhigend. Gleichzeitig spüren Sie durch den Hautkontakt, ob die Haut warm oder kalt, trocken oder feucht ist. Kontrollieren Sie gleichzeitig den Puls und damit die Kreislaufverhältnisse.
- All diese Beobachtungen geben Ihnen die ersten Informationen über den Allgemeinzustand des Kindes und wichtige Hinweise für die richtige Hilfe, die Sie seinem Zustand anpassen können.

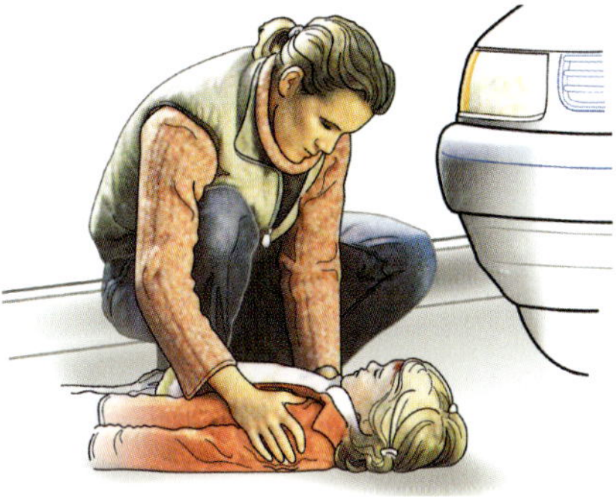

Betreuung und Zuwendung am Unfallort sind für ein verunglücktes Kind besonders wichtig. Sprechen Sie mit ihm, spenden Sie ihm Trost und betreuen Sie es, bis der Rettungsdienst eintrifft.

PULSKONTROLLE

Normalerweise schlägt das Herz:

- Bei einem Neugeborenen bis zu 140-mal pro Minute
- Bei einem Säugling ca. 120-mal pro Minute
- Bei einem Kleinkind ca. 100-mal pro Minute
- Bei einem Schulkind ca. 80-mal pro Minute

Die Anzahl der beim Pulsfühlen ermittelten Pulsschläge pro Minute ist die Herzfrequenz. Bei einem verletzten oder kranken Kind deuten Abweichungen von der Norm nach oben oder unten auf eine Störung des Kreislaufs hin.

Weiterhin ist die Qualität des Pulses feststellbar. Ist der Puls kräftig, schwach oder kaum tastbar? Auch die Regelmäßigkeit der Herztätigkeit kann erkannt werden. Ein unregelmäßiger Puls deutet auf Herzrhythmusstörungen hin.

So helfen Sie richtig

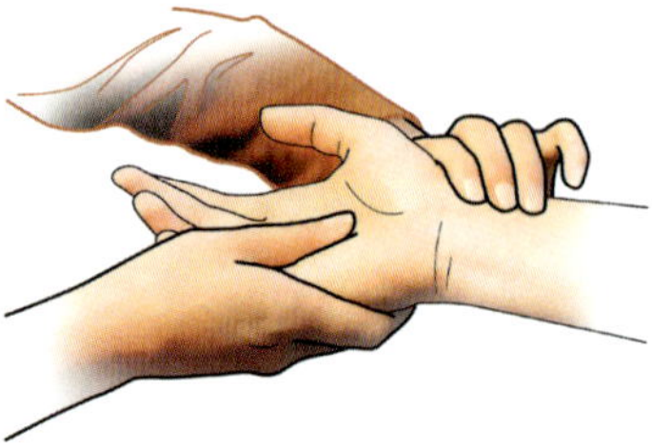

- Tasten Sie den Puls **am liegenden Arm** an der Daumenseite des Handgelenks, innen neben dem Speichenknochen.
- **Die Pulskontrolle** führen Sie bei Kindern mit den Fingerbeeren des Zeige- und Mittelfingers durch. (Nicht mit dem Daumen tasten, da Sie durch Ihren eigenen Daumenpuls getäuscht werden könnten!)

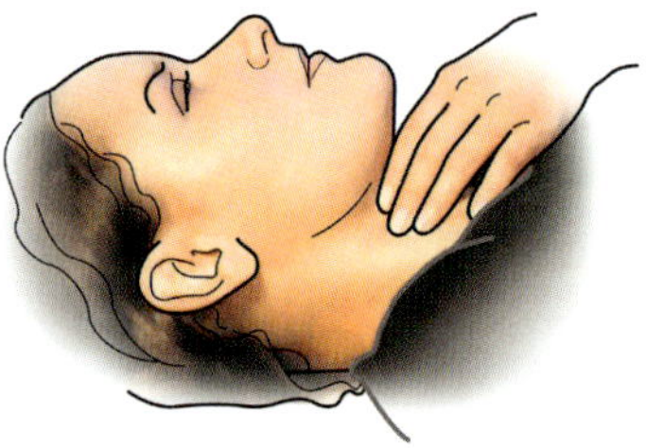

- **Am Hals** – entsprechende Erfahrung vorausgesetzt – tasten Sie den Puls **seitlich neben dem Kehlkopf,** wie abgebildet.
- **Bei Kleinkindern und Säuglingen** tasten Sie an der Innenseite des Oberarms.

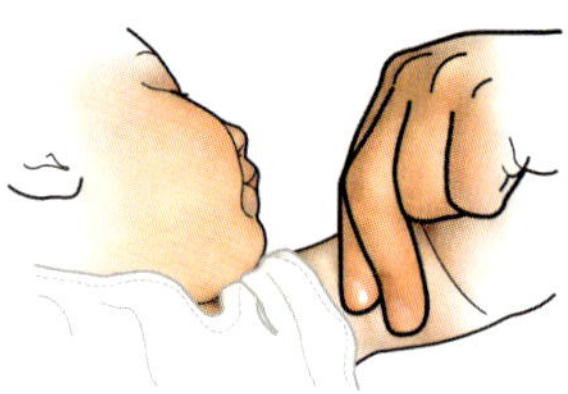

SUCHE NACH VERLETZUNGEN

Bevor Sie Erste-Hilfe-Maßnahmen ergreifen, müssen Sie Art und Umfang der Verletzungen oder der Erkrankung ermitteln. Wenn das Kind ansprechbar ist, können Sie es nach seinem Befinden fragen und erhalten so Hinweise. Doch gerade bei Kleinkindern ist dies nicht so einfach. Sie neigen dazu, über »Bauchschmerzen« zu klagen, auch wenn es woanders wehtut. Manche Kinder behaupten aus Angst, etwas »angestellt« zu haben, sie seien unverletzt. Manchmal müssen Sie Kleidung öffnen oder aufschneiden, damit Verletzungen besser erkannt und versorgt werden können.

- Blutlachen am Boden oder Blutflecke auf der Kleidung, aber auch beschädigte Kleidung deuten auf verdeckte Verletzungen hin.
- Sie müssen bei bewusstlosen Kindern – nachdem Sie die lebensrettenden Maßnahmen eingeleitet haben – vorsichtig nach weiteren Verletzungen suchen.
- Manchmal erhalten Sie durch Augenzeugenberichte oder die Unfallsituation Aufschluss über verdeckte Verletzungen.
- Wenn Sie Anhaltspunkte dafür haben, dass Verletzungen durch die Lage des verunglückten Kindes verdeckt sein könnten, müssen Sie behutsam seine Lage so weit verändern, dass Sie die Verletzungen erkennen und versorgen können.

VERLETZTE UND KRANKE KINDER IMMER ZUDECKEN

In der Folge einer Verletzung oder einer Erkrankung und der damit verbundenen erheblichen psychischen Belastung frieren die kleinen Patienten selbst bei normaler Lufttemperatur – vor allem wenn durch den Unfall oder die Erkrankung der Kreislauf beeinträchtigt ist. Kinder haben durch ihre im Verhältnis zu Erwachsenen viel geringere Körpermasse einen labilen Wärmehaushalt. Daher müssen Kinder immer gut warm gehalten werden. Vorsicht jedoch bei Säuglingen – bei ihnen kann zu warmes Zudecken zu einem Wärmestau führen.

Legen Sie verunglückte und kranke Kinder möglichst immer auf eine Decke oder Rettungsdecke, oder wickeln Sie sie vorsichtig darin ein, vorsichtig deswegen, weil viel Bewegung in Bezug auf den Wärmeerhalt des Körpers schädlich ist und den Wärmeverlust fördert.

Silberseite innen, Goldseite außen

Die Rettungsdecke reflektiert die Körperwärme und schützt vor Kälte und Wind. Um den Körper warm zu halten, muss die Decke eng anliegen und die Silberseite innen sein.

BETREUUNG UND ZUWENDUNG

Besonders wichtig für das Allgemeinbefinden verunglückter oder kranker Kinder sind die Betreuung und die Zuwendung durch den Ersthelfer – möglichst durch eine dem Kind nahestehende Person – bis zum Eintreffen des Rettungsdienstes. Dies wird häufig unterschätzt und leider allzu oft vernachlässigt. Geben Sie dem Kind sein liebstes Kuscheltier. Auch manche Rettungsdienste haben Kuscheltiere für Kinder dabei. Diese helfen, das Kind von seinen Verletzungen und Schmerzen abzulenken.

So helfen Sie richtig

- Lassen Sie kranke Kinder bitte nicht lang allein. Beruhigt und getröstet zu werden, ist wichtig für das Kind.
- Eine gute Betreuung wirkt sich immer auch positiv auf den Gesamtzustand eines verletzten oder kranken Kindes aus.

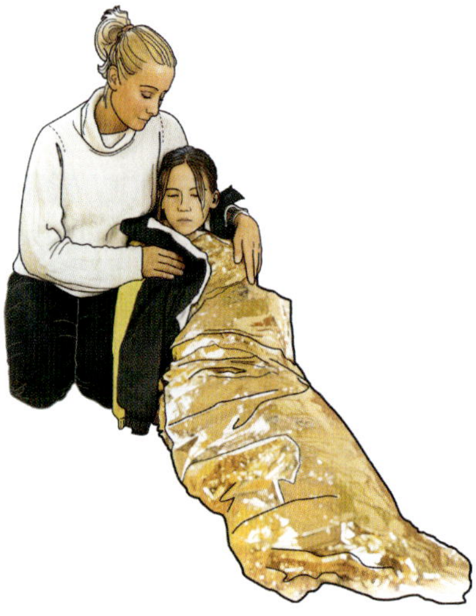

Von der Unfallstelle ins Krankenhaus

Wenn in der Unfallmeldung (Notruf) alle Angaben (siehe Seite 22f.) sorgfältig und in Ruhe gemacht werden, kommt der Rettungsdienst nicht nur schnell, sondern auch mit dem richtigen Rettungsmittel (Krankenwagen, Rettungswagen, Notarztwagen oder Rettungshubschrauber). Außerdem konnte das Leitstellenpersonal erkennen, ob ein Notarzt oder zusätzliche Hilfe, z. B. die Feuerwehr, benötigt wird, und diese entsprechend einsetzen.

- Fragen Sie, ob Eltern oder Angehörige den Transport begleiten und beim Kind bleiben können. Haben Sie aber auch Verständnis, wenn dies im Rettungswagen nicht möglich ist. Erkundigen Sie sich dann, in welches Krankenhaus das Kind gebracht wird, damit Sie ihm dorthin folgen können.
- Bei Kindern ist auf jeden Fall die Begleitung durch »Aufsichtspflichtige« – Eltern, Erzieherinnen und Erzieher, Lehrerinnen und Lehrer – unerlässlich.
- Für manche Eingriffe im Krankenhaus ist das Einverständnis von Erziehungsberechtigten notwendig. Daher müssen bei Unglücksfällen in Kindertagesstätten oder in der Schule immer auch die Eltern benachrichtigt werden. Ihnen ist mitzuteilen, in welchem Krankenhaus sich ihr Kind befindet.

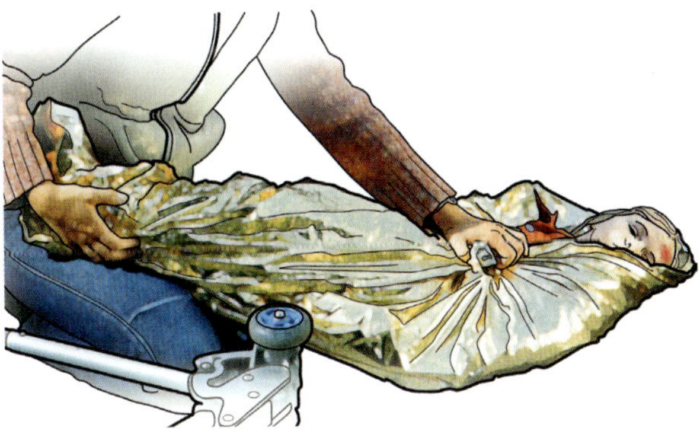

KINDERUNFÄLLEN VORBEUGEN

Bevor Sie sich mit dem vorliegenden Buch oder durch den Besuch eines Kurses »Erste Hilfe am Kind« mit der richtigen Ersten Hilfe bei Kindernotfällen befassen, sollten Sie an die Unfall*verhütung* denken. Einen Unfall zu verhindern oder zumindest die Unfallfolgen zu mindern, ist allemal besser als die beste Erste Hilfe. Sie sollten dazu Folgendes wissen:

- Zehn Prozent der Kinderunfälle könnten durch eine (bessere) Beaufsichtigung vermieden werden.
- Zwei Drittel der verunfallten Kinder sind unter sechs Jahre alt.
- Zwei- bis Vierjährige sind besonders gefährdet; sie verunglücken überwiegend im Haushalt.
- Größere Kinder verunglücken häufiger im Garten, auf dem Spielplatz und auf Verkehrswegen.

Kinder erforschen ihre Umgebung, sie probieren vieles aus, alles muss erlernt werden. Dabei sind sie unbekümmert, sorglos und übermütig, aber auch unaufmerksam und nicht selten überfordert. Das Gespür für Gefahren ist – vor allem bei kleineren Kindern – noch nicht ausreichend entwickelt. In den Unfallstatistiken werden daher »Verhaltensfehler der Kinder« am häufigsten als Unfallursache genannt.

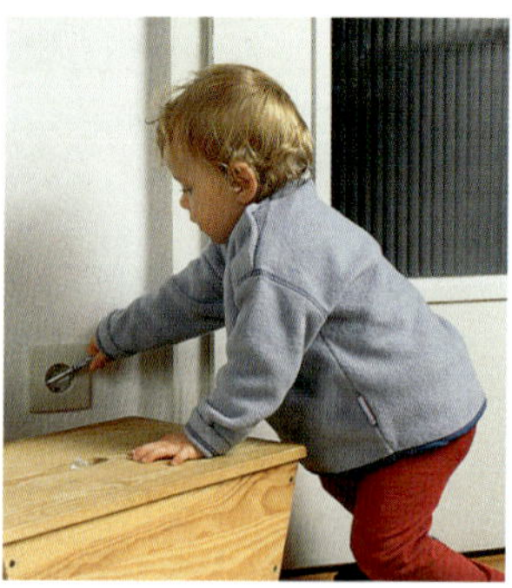

Steckdosen stellen für neugierige Kleinkinder eine erhebliche Gefährdung dar. Versehen Sie deshalb alle für Kinder erreichbaren Steckdosen in Ihrem Haushalt mit Sicherheitskappen.

TYPISCHE VERLETZUNGEN BEI KINDERN

- Jede zweite Unfallverletzung (51 Prozent) bei Kindern ist eine Kopfwunde oder -prellung, Gehirnerschütterungen (sechs Prozent) eingeschlossen.
- 38 Prozent der Verletzungen befinden sich im Bereich der oberen Extremitäten (Hände, Arme, Schultern).
- 28 Prozent der Verletzungen befinden sich an den unteren Extremitäten.
- Bei vier Prozent handelt es sich um Verletzungen im Brust- und Bauchbereich.
- Fünf Prozent sind Verbrennungen.
- Jede vierte Verletzung ist eine Kombinationsverletzung.
- Etwa zwölf Prozent der verunglückten Kinder müssen im Krankenhaus stationär behandelt werden – und zwar durchschnittlich neun Tage lang.

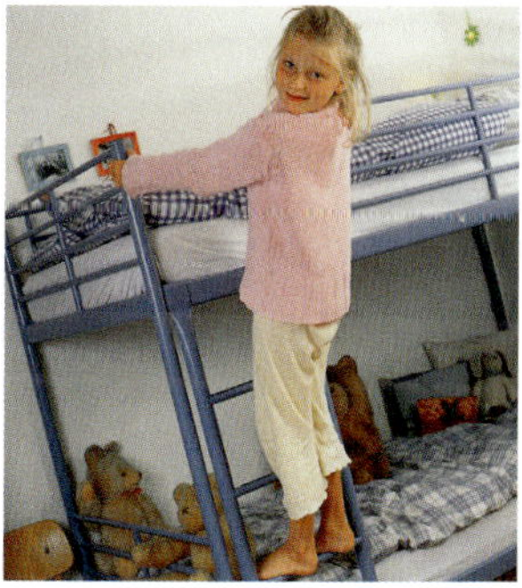

Stürze stehen an erster Stelle der Verletzungsursachen bei Kindern. Oft passiert es im Haushalt beim ausgelassenen Toben und Herumklettern auf Möbelstücken wie z. B. Etagenbetten.

TYPISCHE UNFALLURSACHEN BEI KINDERN

Nach den Angaben der Bundesanstalt für Arbeitsschutz und Arbeitsmedizin (BAuA) sind die folgenden Unfallursachen für Kinder typisch:

- Kinder bis zu sechs Jahren stürzen beim Spielen und Toben sowohl im Haus als auch außerhalb des Hauses, z. B. im Garten und auf dem Spielplatz. Aus der Höhe erfolgen die Stürze vom

Etagenbett, von Möbelstücken oder Spiel- und Turngeräten, in der Ebene durch Stolpern und mit Spielgeräten. Kinder bis zu sechs Jahren verletzen sich an heißen oder scharfen Gegenständen, überwiegend im Haushalt.

- Auch bei Kindern bis zu 14 Jahren stehen Stürze bei den Unfallursachen an erster Stelle. Es passiert beim Laufen, Springen, Klettern, es geschieht zu Hause, auf Treppen, im Hof, auf Verkehrswegen, auf Spielplätzen und beim Sport, vor allem beim Fußballspielen und beim Reiten.
- Im Zunehmen begriffen sind auch die Unfallzahlen mit Beteiligung von Geräten wie etwa Fahrrad/Mountainbike, Skateboard, Kickboard, Inlineskates und anderem Sport- und Spielzubehör.

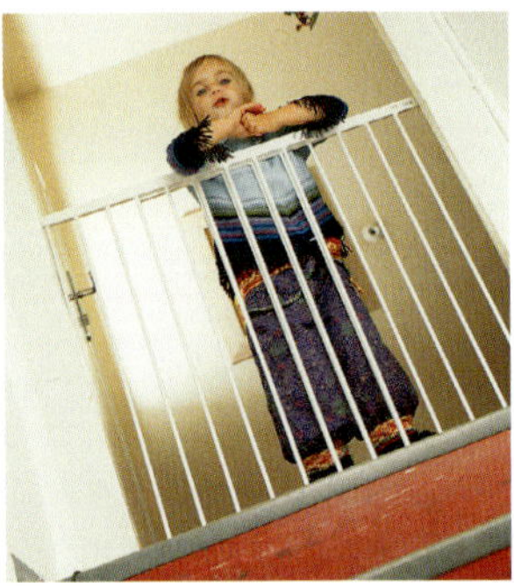

Sichern Sie alle Treppen, Balkonbrüstungen und Fenster mit Schutzgittern, um Ihr Kleinkind vor einem Sturz aus größerer Höhe zu bewahren. Diese müssen aber so konstruiert sein, dass ein Überklettern unmöglich ist!

UNFALLVERHÜTUNG

Aus den typischen Unfallabläufen können Sie leicht gute Tipps zur Unfallverhütung ableiten.

So helfen Sie richtig

- Kinder, vor allem Kleinkinder, sollten Sie immer lückenlos beaufsichtigen, wenn mögliche Gefahren (heißer Herd oder Topf, scharfes Messer, Gartenteich usw.) in der Nähe sind. Den Platz des Kindes in der Wohnung sollten Sie so wählen, dass dort keine Gefahr besteht und dennoch zugleich eine Beaufsichtigung gewährleistet ist.

- Kinder sollten Sie – je nach Alter – zum sicheren Umgang mit Spielgeräten, Werkzeugen usw. anleiten, anstatt ihnen das Hantieren damit generell zu verbieten.
- Die Einrichtung – insbesondere die des Kinderzimmers – muss kipp- und sturzsicher gemacht werden; zu große Unordnung sollte man vermeiden.
- Für Kleinkinder sind Treppen, Balkonbrüstungen und Fenster zu sichern, z. B. durch Schutzgitter.

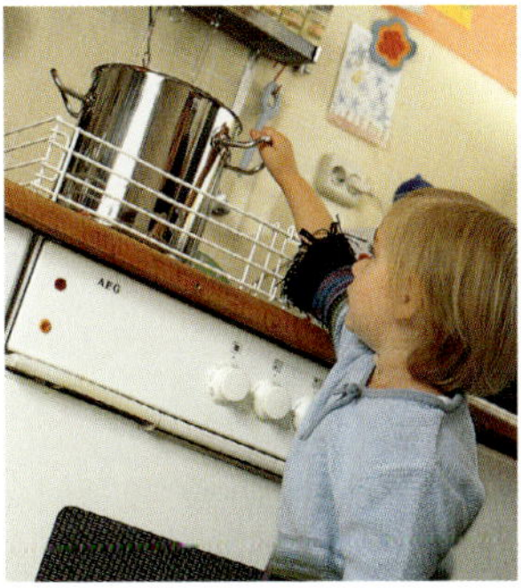

Kleine Topfgucker ziehen sich leicht üble Verbrennungen oder Verbrühungen zu. Sichern Sie Ihren Herd mit einem Gitter, das Sie nicht beim Arbeiten behindert, aber verhütet, dass Kinder Töpfe mit heißem Inhalt herunterziehen.

- Chemikalien und Medikamente im Haushalt müssen vor Kindern sicher und verschlossen aufbewahrt werden.
- Steckdosen sollten Sie mit Sicherheitskappen versehen.
- Beim Radfahren, Kickboarden, Skateboarden, Inlineskaten, Skifahren usw. sollten Kinder immer einen Kopfschutz (Helm) und möglichst auch Gelenkschützer an Ellbogen, Handgelenken und Kniegelenken tragen.
- Machen Sie Ihren Garten kindersicher; sichern Sie insbesondere den Gartenteich und entfernen Sie alle giftigen Pflanzen.
- Verwenden Sie im Auto geeignete, sicher eingebaute und der Größe und dem Alter des Kindes angepasste Rückhaltesysteme.

KINDERUNFÄLLE IM STRASSENVERKEHR

Alle 19 Minuten verunglückte 2019 im Straßenverkehr in Deutschland ein Kind unter 15 Jahren. Von diesen insgesamt rund 28 000 Unfällen im Jahr verliefen 55 tödlich, 10 000 davon passierten mit dem Fahrrad. Von diesen Fahrradunfällen endeten 20 tödlich.

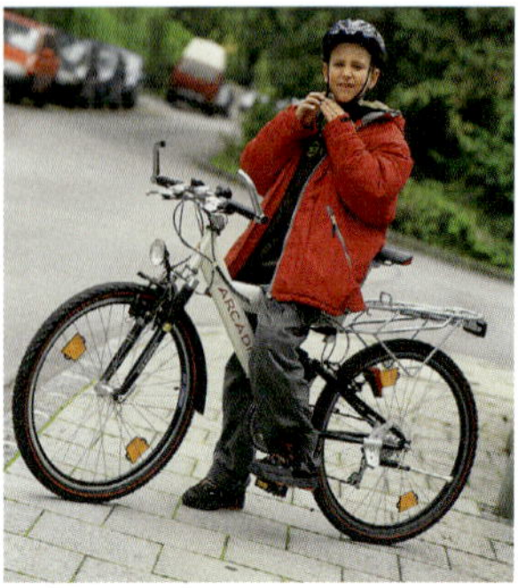

Erziehen Sie Ihr Schulkind frühzeitig zu besonnenem Verhalten im Straßenverkehr. Dazu gehört auch, dass es auf dem Fahrrad einen Helm trägt und das Rad (Licht, Bremsen) technisch immer voll in Schuss ist.

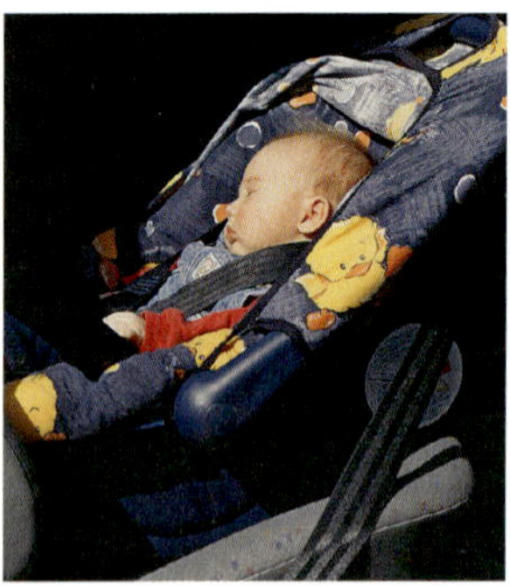

Nehmen Sie niemals ein Kind ungesichert im Auto mit! Die in der Größe jeweils passenden Rückhaltesysteme können das Risiko schwerer Verletzungen um gut 85 Prozent mindern.

Kinderrückhaltesysteme im Auto

Kinder sind als PKW-Insassen am stärksten gefährdet. Immerhin verunglücken in Deutschland jährlich fast 30 Kinder bei Verkehrsunfällen im Auto tödlich, mehr als 3000 werden schwer verletzt. Dabei

könnten die heute gängigen Rückhaltesysteme im Auto bei richtigem Gebrauch das Risiko schwerer oder gar tödlicher Verletzungen bei Kindern um gut 85 Prozent mindern.
Insbesondere bei Kurzfahrten innerorts wird die Sicherung der Kinder oft und gerne mal vernachlässigt. Dabei führen gerade die Unfälle im geringen Geschwindigkeitsbereich (Tempo 50) bei nicht angegurteten bzw. nicht durch einen Kindersitz gesicherten Insassen zu schwersten Verletzungen. Gurte oder andere Sicherungssysteme bieten die beste Chance, bei einem Autounfall mit nur leichten Blessuren davonzukommen.

DER TOD IM GARTENTEICH

Wasser zieht Kinder magisch an, dazu kommen vielleicht noch Fische und bunte Seerosen. Kinder verlieren sehr leicht das Gleichgewicht, rutschen ab und fallen ins Wasser. Der Tod im Gartenteich ist für Eltern und Kinder gleichermaßen grausam. Jährlich sind zahlreiche Kinder, vor allem Kleinkinder, betroffen. Pro Jahr ertrinken in Deutschland 50 bis 60 Kinder im Alter bis zu zehn Jahren. Je Todesfall kommen noch einmal bis zu zehn Beinahe-Ertrinkungsunfälle hinzu (Quelle: DLRG).
Selbst seichte Gewässer können für kleine Kinder eine tödliche Falle sein. Verlieren sie ihr Gleichgewicht und gerät der – im Verhältnis zum Körper – schwere Kopf unter Wasser, sind sie praktisch chancenlos. Reflexartig setzt die Atmung aus. Der entstehende Sauerstoffmangel schädigt bereits nach wenigen Minuten das Gehirn. Vergeht zu viel Zeit, bleibt trotz erfolgreicher Wiederbelebung ein irreparabler Hirnschaden zurück.
Problematisch ist in diesem Zusammenhang auch die besondere „Aufrichte-Technik" von Kleinkindern: Sie drehen sich beim Aufstehen auf den Bauch, drücken mit Armen und Beinen zunächst den Po in die Höhe, um erst dann, sich mit den Armen abstützend, den Oberkörper aufzurichten. In einem seichten Gewässer gerät dabei der Kopf unter Wasser, und die Kinder ertrinken.

Vorbeugende Maßnahmen

- Bitte bedenken Sie, dass breite und sehr seichte Uferzonen die Ertrinkungsgefahr für (Klein-)Kinder nur dann mindern, wenn sie stabil angelegt sind und auch nicht zum tiefen Wasser hin nachgeben können.
- Knapp unter der Wasseroberfläche angebrachte Netze oder Gitter erhöhen zwar die Sicherheit, sind aber tückisch. Geben diese Netze bzw. Gitter unter dem Gewicht eines Kindes nach, und das Kind rutscht in die Mitte des Gewässers, gerät es dort unter Wasser.
- Außerdem können die Kinder sich am Gitter verletzen oder gar darin stecken bleiben.
- Eine sichere, mindestens 90 Zentimeter hohe Umzäunung (Maschendraht, Holzzaun o. Ä.) ist die wirksamste Sicherung für einen Gartenweiher.
- Lassen Sie Kinder in der Nähe eines Gewässers keine Minute aus den Augen!

Frühzeitige Wiederbelebung ist oft erfolgreich

Versuchen Sie auf jeden Fall eine Wiederbelebung (siehe Seite 54ff.). Verlieren Sie keine Zeit, um z. B. Wasser aus der Lunge des Kindes zu entfernen.

So helfen Sie richtig

- Beginnen Sie bei Atemstillstand unmittelbar mit der Beatmung.
- Zeigt das Kind keine Lebenszeichen/Atmung, müssen Sie die Herz-Lungen-Wiederbelebung durchführen.
- Veranlassen Sie sofort die Alarmierung des Rettungsdienstes.

Kapitel 2

LEBENSRETTENDE SOFORTMASSNAHMEN

ES GEHT UM MENSCHENLEBEN

Menschen können an vielen Krankheiten leiden, ihr Leben ist jedoch nur durch wenige, allerdings einschneidende Funktionsstörungen des Organismus bedroht. Nur wer diese Funktionsstörungen schnell und richtig erkennt und unverzüglich lebensrettende Maßnahmen ergreift, kann Menschenleben retten.

Lebensrettende Maßnahmen sind immer dann notwendig, wenn durch einen Unfall, eine akute Erkrankung oder eine Vergiftung die wichtigsten Lebensfunktionen – Bewusstsein, Atmung und Kreislauf – in Gefahr sind.

Dieses Kapitel beschreibt daher Schritt für Schritt die lebensrettenden Sofortmaßnahmen – dazu gehören Atemspende, Herz-Lungen-Wiederbelebung, stabile Seitenlage, Schocklage u. a. m. Die vielen Illustrationen sollen Ihnen die richtigen Anwendungen noch zusätzlich verdeutlichen.

STÖRUNGEN DES BEWUSSTSEINS

Arbeiten die verschiedenen Bereiche des Nervensystems ungestört zusammen, so ist der Mensch bei Bewusstsein. Er kann sehen, hören, fühlen, riechen und schmecken. Sein Denk-, Merk- und Reaktionsvermögen funktioniert ebenso wie die Fähigkeit, geordnete Bewegungsabläufe auszuführen. Er ist örtlich, zeitlich und der Situation entsprechend orientiert. Auch die wichtigen Schutzreflexe sind, obwohl sie nicht bewusst gesteuert werden, von einem ungestörten Bewusstsein abhängig.

BEWUSSTLOSIGKEIT

Ursachen für Bewusstseinsstörungen sind z. B. Beeinträchtigungen der Gehirnfunktion nach schweren Kopfverletzungen, witterungsbedingte Einflüsse auf den Organismus (Hitzschlag), aber auch Gefäßverschlüsse bzw. Gefäßverletzungen im Gehirn (Schlaganfall). Oft entsteht Bewusstlosigkeit durch Situationen, in denen das Gehirn nicht ausreichend mit Sauerstoff versorgt wird. Typische Beispiele sind Unfälle und Erkrankungen mit Atem- und Kreislaufstörungen wie Brustkorbverletzungen oder ein Herzinfarkt. Aber auch die Funktionsstörung wichtiger Körperdrüsen sowie Vergiftungen können zur Bewusstlosigkeit führen.
Die Bewusstlosigkeit erkennen Sie daran, dass der Patient oder Verletzte nicht ansprechbar ist; er reagiert bei tiefer Bewusstlosigkeit nicht einmal mehr auf Schmerzreize, die Muskulatur ist erschlafft. Der Zustand ist einem nicht erweckbaren Tiefschlaf vergleichbar.
Die größte Gefahr bei Bewusstlosen besteht darin, dass ihre Schutzreflexe ausgeschaltet und die Muskeln völlig erschlafft sind. Während bei einem ungestörten Bewusstsein prinzipiell nie die Atemwege verlegt werden, ist dies bei Bewusstlosigkeit die eigentliche Gefahr. Die Zunge kann wegen der Muskelerschlaffung die Atemwege im Rachenraum verschließen. Erbrochenes oder Blut kann in die Atemwege eindringen und – bedingt durch den jetzt fehlenden Hustenreflex – zur Erstickung führen.

Bewusstlosigkeit und Ohnmacht
Der Unterschied zwischen Bewusstlosigkeit und Ohnmacht besteht in der Zeitdauer und der Tiefe der Bewusstseinsstörung. Die Ohnmacht ist eine leichte Bewusstseinstrübung, die nur kurz andauert. Hervorgerufen wird sie meist durch einen rasch vorübergehenden Blutdruckabfall. Ist der Betroffene nicht mehr ansprechbar und reagiert er nicht mehr, muss von einer Bewusstlosigkeit ausgegangen werden.

Maßnahmen bei Bewusstlosigkeit

So helfen Sie richtig

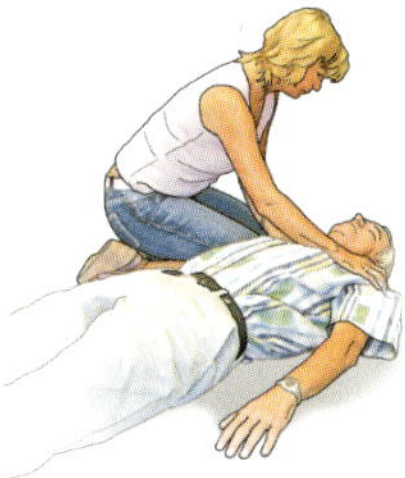

- **Betroffenen ansprechen/anfassen.** Sprechen Sie den Verletzten/Kranken sofort laut an, fassen Sie ihn kräftig an der Schulter an und prüfen Sie so sein Bewusstsein.
- Ist der Betroffene ohne Bewusstsein, rufen Sie sofort laut um Hilfe.

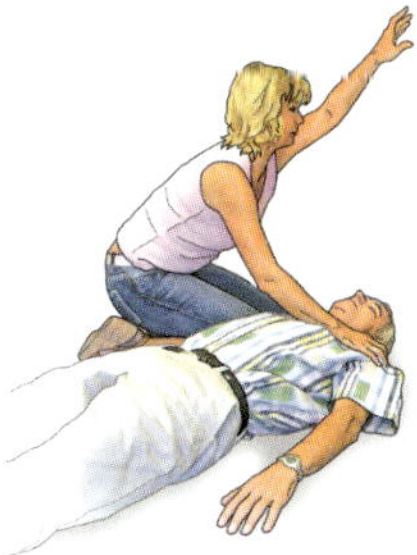

- **Atemkontrolle durchführen.** Ist ein Verletzter/Erkrankter bewusstlos, müssen Sie sofort seine Atmung kontrollieren.
- Fassen Sie den Bewusstlosen an Kinn und Stirn, und legen Sie so seinen Kopf vorsichtig nach hinten ((dadurch kommt es zur Überstreckung des Halses).

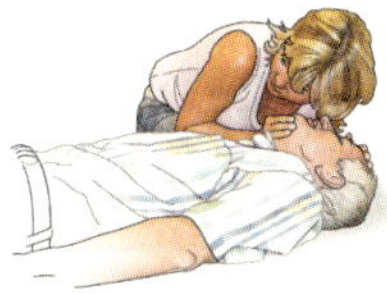

- Sie können, wenn Sie Ihre Wange dicht über Mund und Nase des Betroffenen halten, dessen Atmung spüren. Dabei blicken Sie zum Brustkorb und sehen, wie sich Brust und Bauch beim Atmen heben und senken.

Hinweis
Nur wenn offensichtlich erkennbar die Atemwege durch Fremdkörper verlegt (»verschlossen«) sind, drehen Sie den Kopf des Betroffenen zur Seite und räumen Sie den Mund-Rachenraum vor der Atemkontrolle aus. Dabei ggf. Schutzhandschuhe aus dem Verbandkasten verwenden.

Achtung
Bei Notfällen mit Kindern und Säuglingen lesen Sie bitte auf Seite 54 weiter.

Nach der Atemkontrolle in die stabile Seitenlage bringen

Wenn Sie erkennen, dass der Betroffene noch atmet, darf er keinesfalls auf dem Rücken liegen. Er würde in dieser Lage ersticken! Vielmehr müssen Sie den Betroffenen behutsam, aber schnell, so lagern, dass Flüssigkeiten (z. B. Speichel, Erbrochenes oder Blut) aus dem Mund abfließen können und die Zunge die Atemwege nicht verlegen kann. Dies erreichen Sie durch Anwendung der stabilen Seitenlage.

So helfen Sie richtig

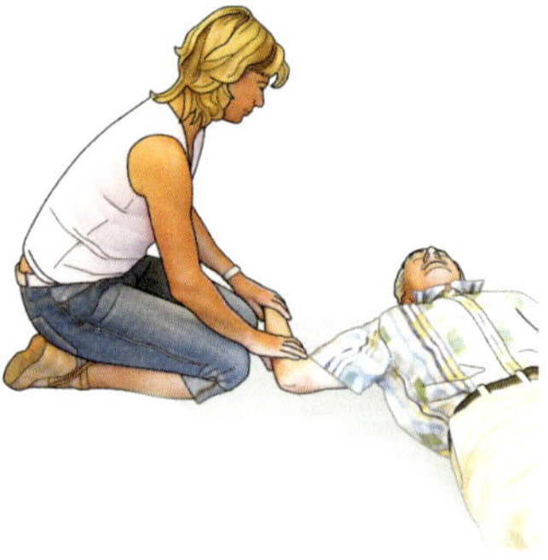

Herstellen der stabilen Seitenlage: Der Betroffene liegt auf dem Rücken bzw. er wurde zur Atemkontrolle auf den Rücken gedreht.

- Zunächst legen Sie den nahen Arm des Betroffenen angewinkelt nach oben.

- Fassen Sie die gegenüberliegende Hand des Betroffenen, ziehen Sie den Arm zu sich über den Brustkorb, bis sich seine Hand in der Nähe der Wange befindet. Halten Sie die Hand dort fest.

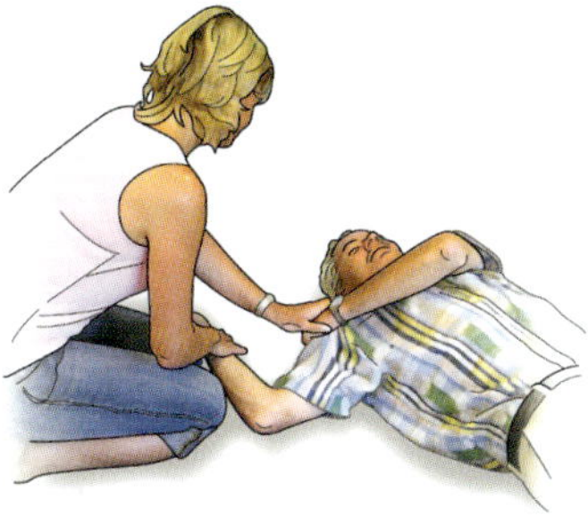

- Fassen Sie das gegenüberliegende Bein oberhalb des Kniegelenks am Oberschenkel, beugen Sie das Bein und ziehen Sie es zu sich, der Betroffene wird dadurch auf die Seite gedreht.

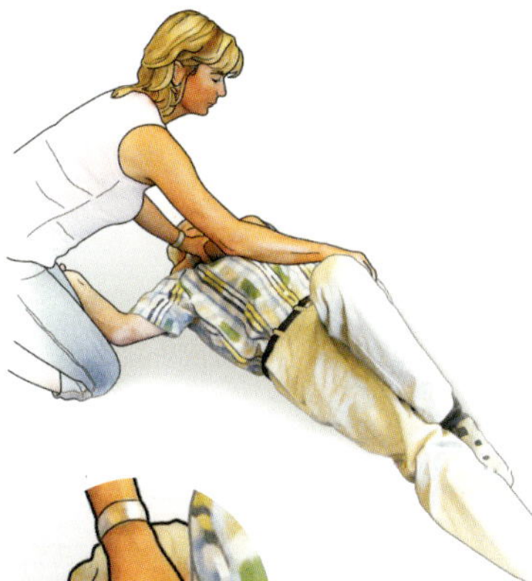

- Damit die Atemwege wirklich frei sind, müssen Sie den Kopf des Betroffenen nackenwärts beugen, das Gesicht etwas erdwärts drehen und darauf achten, dass der Mund geöffnet ist. So kann Erbrochenes oder Blut abfließen. Legen Sie noch die Finger der nahen Hand des Betroffenen unter seine Wange, sodass der Kopf in seiner Lage stabilisiert ist.

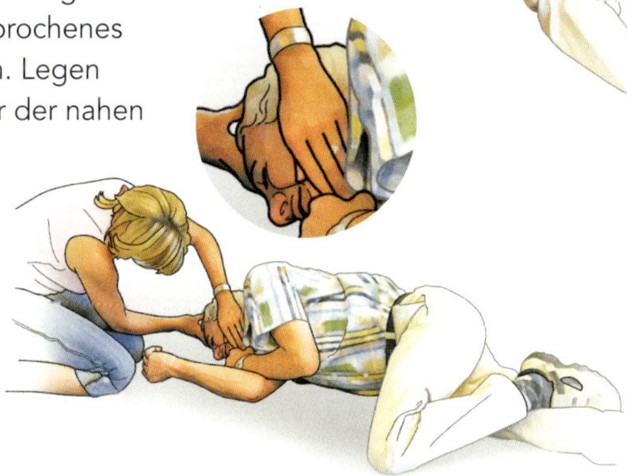

- Spätestens jetzt muss der Rettungsdienst alarmiert werden (Notruf). Wenn Sie nicht alleine sind, veranlassen Sie dies möglichst parallel zum Beginn der weiteren Maßnahmen.
- Decken Sie den Betroffenen unbedingt mit einer Decke zu und kontrollieren Sie bis zum Eintreffen des Rettungsdienstes ständig Bewusstsein und Atmung.

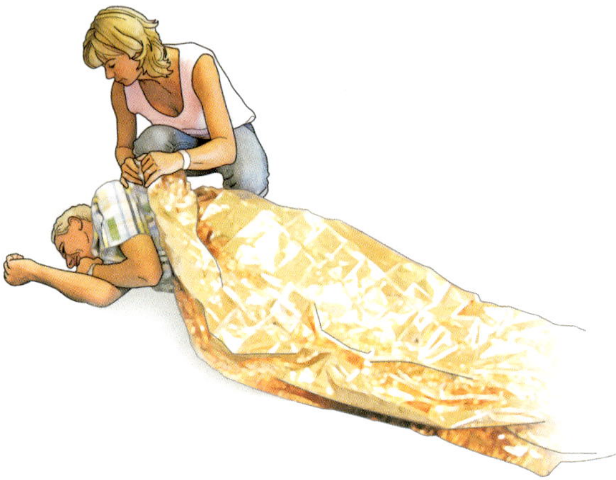

- Sollte der Betroffene aufwachen, bevor der Rettungsdienst eintrifft, so veranlassen Sie ihn dazu, liegen zu bleiben.
- Beobachten Sie die Atmung. Bei Atemstillstand müssen Sie den Bewusstlosen sofort wiederbeleben.

Hinweis:
Eine gegebenenfalls vorhandene Brille abnehmen und dem Betroffenen zustecken, damit sie nicht verloren geht.

SONDERFALL HELMABNAHME

Das Abnehmen des Helms eines Verunglückten durch Ersthelfer an der Unfallstelle war lange Zeit umstritten, da zusätzliche Gefährdungen befürchtet wurden. Diese Sorge ist jedoch unbegründet, da bei einem bewusstlosen Motorradfahrer das Abnehmen des Helms absolut notwendig ist, um die Erstickungsgefahr abzuwenden.
Die Vorgehensweise ist von der Situation und vom Helmtyp abhängig. Die Maßnahme soll möglichst von zwei Helfern durchgeführt werden, ist aber auch möglich, wenn nur ein Helfer zur Stelle ist. Durch den Helm halten sich die Kopfverletzungen zwar in Grenzen, die Halswirbelsäule ist jedoch großen Belastungen ausgesetzt. Sie kann, wenn auch sehr selten, verletzt sein. Wenden Sie das beschriebene Verfahren an. Die Halswirbelsäule wird dabei stabilisiert, wodurch nachträgliche Schädigungen vermieden werden können.
Absolut falsch wäre es, wegen des Verdachts auf eine Wirbelsäulenverletzung gar nichts zu tun, also den Verunglückten auf dem Rücken liegen zu lassen und ihm den Helm nicht abzunehmen. Der Motorradfahrer würde dann sicher ersticken.

So helfen Sie richtig

- Sprechen Sie den Verletzten an.
- Wenn Sie erkennen, dass der Betroffene bewusstlos ist, sorgen Sie für eine ausreichende Stabilisierung des Kopfes und öffnen Sie zunächst das Visier. Öffnen Sie die Kinnschale bzw. den Kinnriemen und machen Sie das Gesicht eventuell von der Kopfhaube frei. Gegebenenfalls muss die Brille entfernt werden. (Achten Sie darauf, dass Brillen nicht verloren gehen und dem Betroffenen ins Krankenhaus mitgegeben werden.)

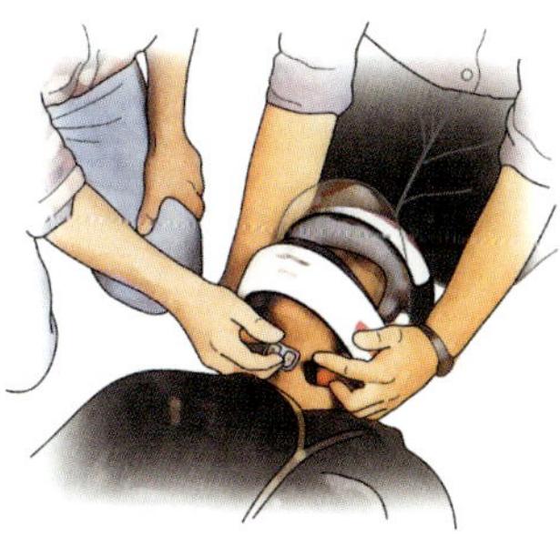

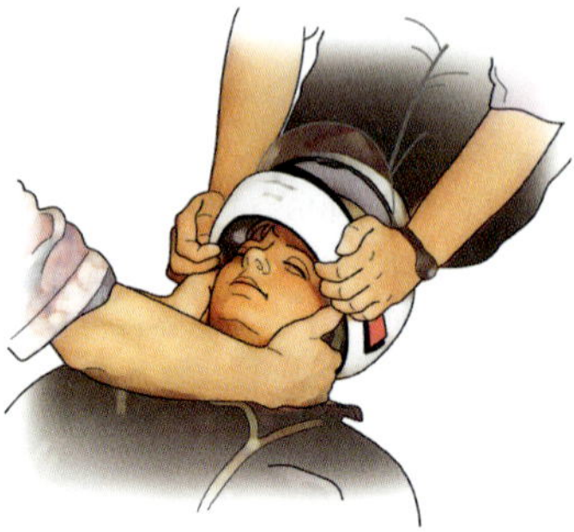

- Jetzt können Sie den Helm vorsichtig nach oben abziehen (dabei auf die Nase des Verunglückten achten!).
- Nachdem der Helm entfernt ist, kontrollieren Sie die Atmung (siehe Seite 41). Atmet der Verunglückte normal, bringen Sie ihn in die stabile Seitenlage (siehe Seite 42ff.).
- **Bei der Drehung** des Körpers in die Seitenlage müssen Sie **den Kopf** des Verunglückten **stabilisiert vorsichtig mitführen!**
- Atmet der Betroffene nicht normal, muss er sofort wiederbelebt werden (siehe Seite 50ff.).
- Decken Sie den Verunglückten zu und kontrollieren Sie ständig Bewusstsein und Atmung.

STÖRUNGEN VON ATMUNG UND KREISLAUF

Durch die Atmung und den Blutkreislauf wird der Körper mit dem lebensnotwendigen Sauerstoff versorgt. Gleichzeitig wird Kohlendioxid aus dem Körper ausgeschieden. Gesteuert wird die Atmung – angepasst an den jeweiligen Sauerstoffbedarf des Körpers – vom Atemzentrum im verlängerten Rückenmark, einem Teil des Gehirns.

Was Sie über die Atmung wissen sollten

Die Ursachen für einen Atemstillstand sind sehr vielfältig. Beispielsweise kommen das Ersticken als Folge einer Bewusstlosigkeit, das Ersticken an Fremdkörpern oder beim Ertrinken ebenso als Ursachen infrage wie Verletzungen der Lunge oder allergische Reaktionen mit dem Zuschwellen der Atemwege, etwa nach einem Insektenstich im Rachenraum. Aber auch akute Erkrankungen und Vergiftungen können zu einem Atemstillstand führen.

- Ein Erwachsener atmet ca. 15-mal in der Minute. Dabei werden etwa 400 bis 600 Milliliter Luft pro Atemzug eingeatmet und wieder ausgeatmet.
- Ein Kind atmet ca. 20- bis 30-mal pro Minute ungefähr 100 bis 400 Milliliter Luft pro Atemzug (je nach Alter und Größe).
- Ein Säugling atmet ca. 40-mal pro Minute etwa 20 bis 40 Milliliter Luft pro Atemzug.

Sicherlich haben Sie sich schon einmal gefragt, warum es möglich ist, jemanden mit der eigenen »verbrauchten« Atemluft zu beatmen. Die Erklärung ist recht einfach: Unsere Atemluft besteht überwiegend aus Stickstoff (78 Prozent), Sauerstoff (21 Prozent) und einigen sogenannten Edelgasen (ca. ein Prozent). Von dem durchschnittlichen Sauerstoffanteil von 21 Prozent werden bei einem Atemzug ca. vier Prozent verbraucht. Der Sauerstoffanteil der Ausatemluft beträgt somit ca. 17 Prozent. Diese Sauerstoffmenge ist zur Beatmung eines Patienten mit Atemstillstand ausreichend.

Das Herz-Kreislauf-System

Das Herz, die Blutgefäße und das Blut bilden das Kreislaufsystem. Das Herz befindet sich etwa in der Mitte des Brustkorbs hinter dem Brustbein. Seine Spitze liegt auf dem Zwerchfell auf, die Achse ist etwas nach links versetzt. Durch die als Ventile wirkenden Herzklappen und das rhythmische Zusammenziehen der Herzmuskulatur wirkt das Herz als Pumpe des Kreislaufs. Es bildet selbst die hierfür notwendigen elektrischen Impulse und wird durch die Koronargefäße (Herzkranzgefäße) mit Sauerstoff und Nährstoffen versorgt. Bei einer Frequenz von ca. 70 Schlägen pro Minute (Ruhezustand) pumpt das Herz eines Erwachsenen etwa fünf bis sieben Liter Blut pro Minute.

Arterien und Venen

Die Blutgefäße werden nach Arterien und Venen unterschieden. In den Arterien wird das Blut vom Herzen weg in den Körper gepumpt. Die Arterien bestehen aus einer relativ dicken und elastischen Muskelschicht. Sie verzweigen sich im Körper in immer dünner werdende Äste und gehen schließlich in Haargefäße über. Hier werden Sauerstoff und Nährstoffe an die Körperzellen abgegeben und Stoffwechselprodukte aus den Zellen aufgenommen.

Die Haargefäße wiederum gehen in Venen über, die, zunächst klein, sich in Richtung Herz ständig vergrößern. In den Venen fließt das Blut zum Herzen. Venen haben nur eine dünne Muskelwand.

Überwiegend in den größeren Venen sind Venenklappen (Ventile) vorhanden. Sie sorgen dafür, dass das Blut nur in Richtung Herz fließen kann.

Das Herz-Kreislauf-System

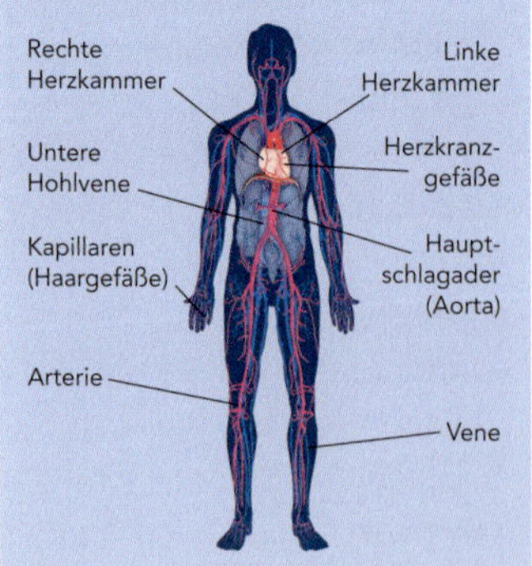

Das Blut

Das Blut besteht etwa je zur Hälfte aus festen und flüssigen Bestandteilen. Die festen Bestandteile sind die roten und weißen Blutkörperchen sowie die Blutplättchen. Der flüssige Bestandteil ist das Blutplasma. Die Gesamtblutmenge entspricht etwa 80 Millilitern je Kilogramm Körpergewicht, bei einem Erwachsenen also ca. fünf bis sieben Litern.

Kreislaufstörungen und Herzstillstand

Häufigste Ursache für schwere Störungen des Herz-Kreislauf-Systems sind die durch die sogenannten Risikofaktoren verursachten Gefäßveränderungen. Insbesondere im Bereich der Koronargefäße (Herzkranzgefäße) führen sie zu Gefäßverengungen und schließlich zu Gefäßverschlüssen. Ein Herzinfarkt kann die Folge sein. Im schlimmsten Fall tritt ein völliger Herz-Kreislauf-Stillstand ein.
Aber auch Unfälle, z. B. mit massiven Blutungen, können den Kreislauf bedrohlich schwächen. Gleiches gilt für Elektrounfälle und schwere Vergiftungen. Die folgenden Symptome weisen auf einen Notfall dieser Art hin.

- Bei einem Herz-Kreislauf-Stillstand wird der Betroffene innerhalb weniger Sekunden bewusstlos.
- Nahezu gleichzeitig setzt die Atmung aus, bzw. ist die Atmung nicht normal.
- Es fehlen jegliche Lebenszeichen.
- Die Betroffenen sind bläulich blass, manchmal auch fahlgrau im Gesicht.

Sofort handeln

In kaum einer Situation ist es so wichtig wie in dieser, dass die Hilfeleistung ohne zeitliche Verzögerung erfolgt. Vielleicht bleiben nur Sekunden für erfolgreiche lebensrettende Maßnahmen!

LEBENSGEFÄHRLICHER SAUERSTOFFMANGEL

Der durch den Atemstillstand eintretende Sauerstoffmangel kann sehr schnell zum Tod führen, da der Körper ja kaum Sauerstoffreserven hat. Insbesondere das Gehirn reagiert auf Sauerstoffmangel sehr empfindlich. Bereits nach wenigen Minuten treten irreparable (bleibende) Schäden im Gehirn auf.

So helfen Sie richtig

Atemkontrolle durchführen

Nachdem Sie den Betroffenen angesprochen und festgestellt haben, dass er bewusstlos ist, kontrollieren Sie die Atmung (siehe S. 41f.). Nur wenn die Atemwege erkennbar nicht frei sind, müssen Sie zunächst den Kopf zur Seite drehen und den Mund-Rachen-Raum frei machen. Benutzen Sie ggf. dazu die Schutzhandschuhe aus Ihrem Kfz-Verbandkasten.

Indem Sie mit einer Hand an die Stirn und mit der anderen Hand unter den Unterkiefer des Betroffenen fassen und seinen Kopf nackenwärts beugen, machen Sie die Atemwege frei. Sie sollten die Atmung dabei genau beobachten, da sie durch diesen »lebensrettenden Handgriff« manchmal bereits wieder einsetzt.

Wenn die Atmung nicht normal ist

Wenn Sie keine oder nur unzureichende Atemzüge spüren, keine oder keine normalen Atembewegungen erkennen und keine Atemgeräusche feststellen oder unsicher sind, ob der Betroffene noch normal atmet, müssen Sie sofort mit der Herz-Lungen-Wiederbelebung beginnen. Wenn eine normale Atmung erkennbar ist, müssen Sie den Betroffenen in die stabile Seitenlage bringen.

Durchführung der Herz-Lungen-Wiederbelebung

- **Alarmieren Sie möglichst schnell den Rettungsdienst** (Notarzt) – besser noch, lassen Sie dies von einem weiteren Helfer erledigen, denn der Beginn der Wiederbelebungsmaßnahmen darf dadurch nicht verzögert werden.

- Sollten Sie in einer entsprechenden Situation allein sein, versuchen Sie, schnell Hilfe herbeizurufen. Beginnen Sie unverzüglich mit der Herz-Lungen-Wiederbelebung.

Wichtig
Steht ein halbautomatisches Defibrillationsgerät (AED) zur Verfügung, sollte das Gerät sofort zum Patienten geholt werden.

- Der Betroffene soll auf einer harten Unterlage (z. B. auf dem Fußboden) liegen.
- **Druckpunkt finden und Herzdruckmassage durchführen.** Knien Sie sich neben den Betroffenen und suchen Sie den richtigen Druckpunkt auf dem Brustbein. Dazu müssen Sie gegebenenfalls zunächst den Brustkorb frei machen.

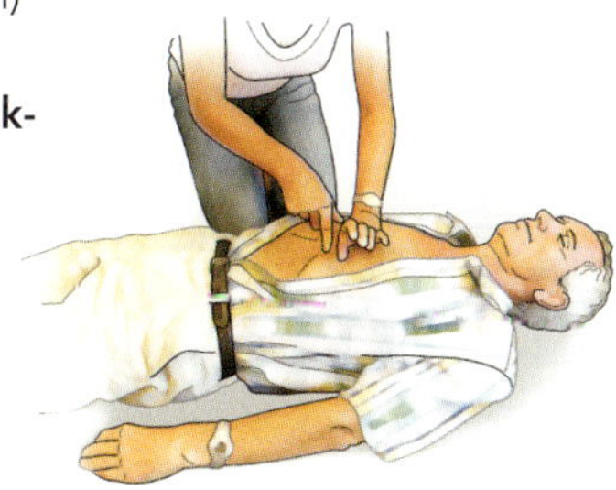

- Den Handballen einer Hand mittig auf die untere Hälfte des Brustbeins aufsetzen, das entspricht der Mitte des Brustkorbs.
- Den Handballen der zweiten Hand setzen Sie auf den Handrücken der ersten Hand.
- Die Finger beider Hände sind vom Brustkorb abgespreizt, nur der Handballen hat Kontakt zum Brustbein.

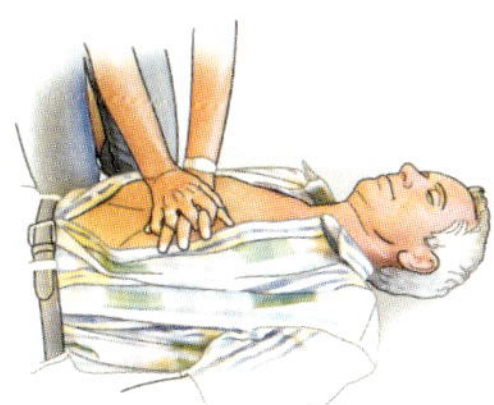

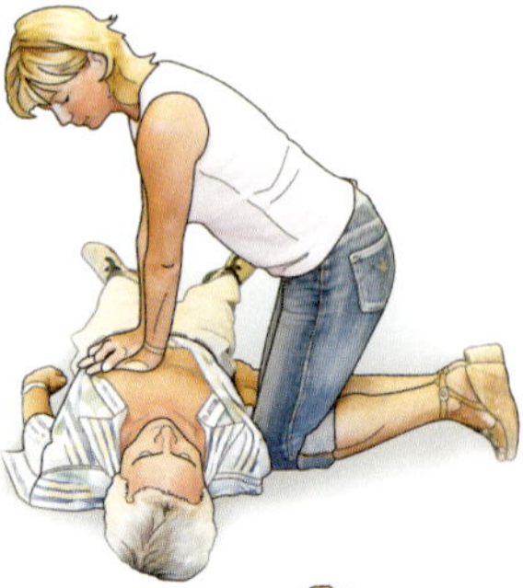

- Mit gestreckten Armen drücken Sie nun das Brustbein durch Gewichtsverlagerung Ihres eigenen Oberkörpers 30-mal etwa fünf bis sechs Zentimeter tief mit einer Frequenz von 100 bis 120 pro Minute ein. Dabei sollen Druck- und Entlastungsphase etwa gleich lang sein.
- Entlasten Sie das Brustbein nach jeder Kompression vollständig, ohne dass Sie Ihre Hände vom Brustkorb abheben und den Kontakt verlieren.

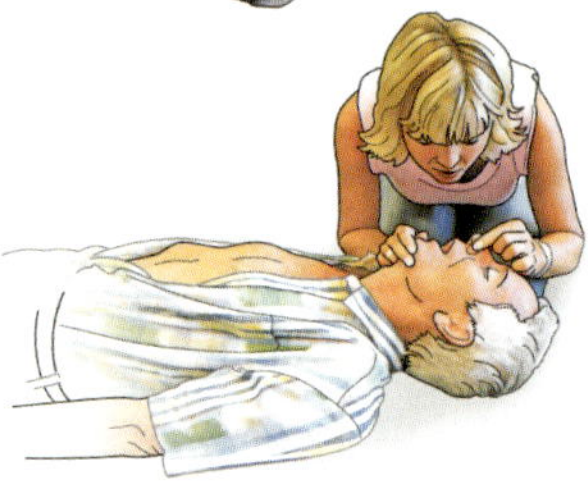

- Kombinieren Sie die Druckmassage mit je zwei Atemspenden. Öffnen Sie dazu durch Neigen des Kopfes nach hinten bei gleichzeitigem Anheben des Kinns die Atemwege des Betroffenen (siehe Bild), verschließen Sie mit Daumen und Zeigefinger der an der Stirn liegenden Hand die Nase. Öffnen Sie den Mund des Betroffenen bei weiterhin angehobenem Kinn. Atmen Sie normal ein und legen Sie Ihre Lippen dicht um den Mund des Betroffenen.
- Blasen Sie eine Sekunde lang gleichmäßig Luft in den Mund des Betroffenen, sodass sich sein Brustkorb sichtbar hebt. Es gibt auch einen speziellen Beatmungsschutz den Sie – sofern vorhanden – benutzen können.
- Drehen Sie Ihren eigenen Kopf in Richtung zur Brust des Patienten, ohne dessen Kopflage zu verändern, und atmen Sie wieder ein. Achten Sie dabei darauf, ob der Brustkorb des Betroffenen sich wieder senkt. Beatmen Sie den Betroffenen ein zweites Mal wie beschrieben. Führen Sie die Wiederbelebungsmaßnahmen im Wechsel von 30 Herzdruckmassagen mit 2 Beatmungen fort.

- Unterbrechen Sie die Maßnahmen nur, wenn der Betroffene normal zu atmen beginnt, ein Defibrillationsgerät zur Verfügung steht oder der Rettungsdienst eintrifft.
- Ist eine Beatmung über den Mund nicht möglich, verschließen Sie mit dem Daumen der Hand am Kinn den Mund des Betroffenen und beatmen Sie ihn in die Nase.
- Führt auch dies nicht zum Erfolg, untersuchen Sie den Mund des Betroffenen und entfernen Sie ggf. vorhandene Fremdkörper. Überprüfen Sie auch, ob der Kopf ausreichend nach hinten geneigt ist und das Kinn angehoben wurde.
- Führen Sie zwischen den Herzdruckmassagen nicht mehr als 2 Beatmungsversuche durch.

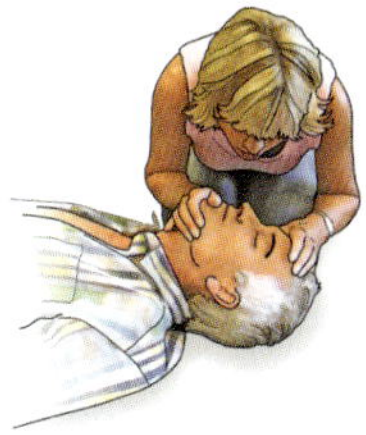

Wichtig
Ist eine Atemspende – warum auch immer – nicht möglich, führen Sie zumindest die Herzdruckmassage ununterbrochen durch. Die Wiederbelebung kann auch von zwei Helfern durchgeführt werden.

DEFIBRILLATION

Sollte in der Nähe ein Defibrillationsgerät (AED) zur Verfügung stehen, setzen Sie es sofort ein. Das Gerät diagnostiziert die Herztätigkeit und führt Sie sprachgesteuert durch die weiteren Maßnahmen. **Die Bedienung des Geräts ist sehr einfach, es kann von Laienhelfern eingesetzt werden.** Bis zum Einsatz des AED soll mindestens 2 Minuten lang die Wiederbelebung durchgeführt werden.

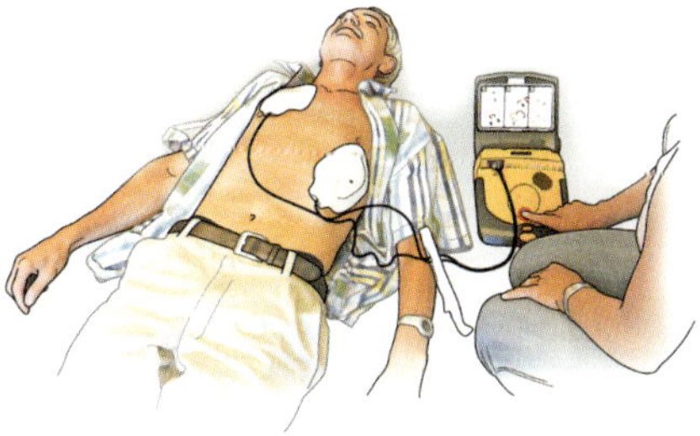

LEBENSRETTENDE WIEDERBELEBUNGSMASSNAHMEN BEI KINDERN UND SÄUGLINGEN

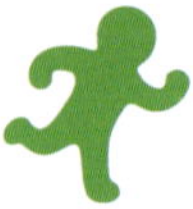

- Wenn Sie ein scheinbar lebloses Kind auffinden, kontrollieren Sie zunächst sein Bewusstsein: Sprechen Sie das Kind laut an, fassen Sie es an den Schultern an.

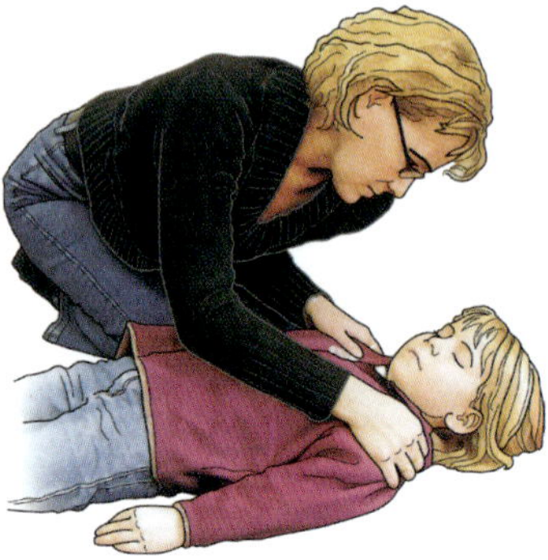

- Wenn das Kind reagiert, helfen Sie je nach Notwendigkeit. Wenn das Kind nicht reagiert, rufen Sie laut um Hilfe, damit andere aufmerksam werden und Ihnen ggf. helfen.
- Zum Freimachen der Atemwege wird der Kopf leicht nach hinten geneigt, gleichzeitig wird das Kinn leicht angehoben.
- Mit dem eigenen Ohr dicht über Mund und Nase den Luftstrom aus Mund und Nase hören und an der Wange fühlen. Gleichzeitig den Brustkorb beobachten, um Bewegungen zu erkennen (max. 10 Sekunden kontrollieren).

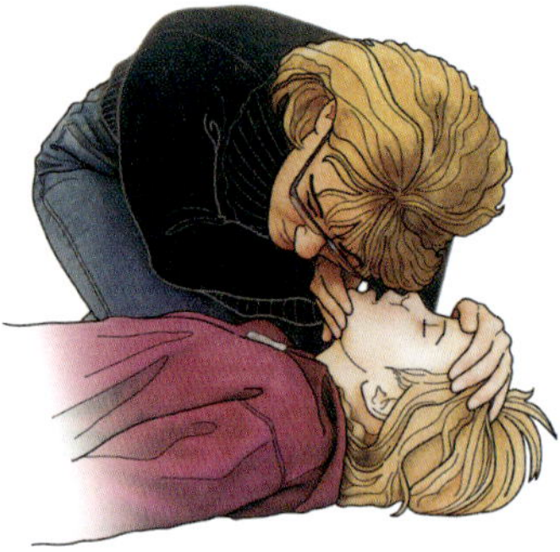

- Wenn das Kind normal atmet, müssen Sie es in die stabile Seitenlage bringen. Die Seitenlage bei Kindern und Säuglingen wird analog der Seitenlage des Erwachsenen herbeigeführt (siehe ab Seite 42).

- Es ist zu beachten, dass die Lage des Kindes stabil ist, ggf. Unterstützung mit einem kleinen Kissen o. Ä. herstellen, denn der Kopf/Hals soll ausreichend überstreckt und der Mund geöffnet sein, damit Flüssigkeiten ungehindert abfließen können.
- Säuglinge werden entweder in Bauchlage auf dem Arm gehalten oder liegend mit einem kleinen Kissen im Beckenbereich gestützt.
- Sie müssen einen Notruf veranlassen. Decken Sie das Kind zu und beobachten Sie es genau, insbesondere seine Atmung. Wenn das Kind nicht normal atmet, müssen Sie es sofort wiederbeleben.

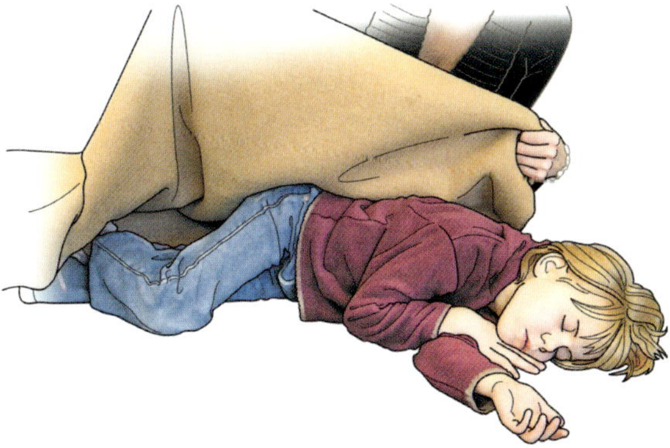

So helfen Sie bei Säuglingen bis zum 1. Lebensjahr richtig

- Wenn das Kind auf Ansprechen und Körperkontakt nicht reagiert, prüfen Sie ob es atmet. **Achtung: Säuglinge niemals heftig rütteln!**
- Den Kopf des Säuglings durch Anfassen an der Stirn und mit zwei Fingern am Kinn (Kinn leicht anheben) in eine waagrechte (Neutral-)Position bringen. Erkennen Sie keine normale Atmung oder zweifeln Sie, dass das Kind noch atmet, gehen Sie wie folgt vor:
- Entfernen Sie ggf. sichtbare Fremdkörper aus dem Mund.
- Beatmen Sie das Kind 5-mal und beobachten Sie es dabei auf evtl. Lebenszeichen wie Husten, Bewegung, Atmung etc.

So beatmen Sie einen Säugling bis zum 1. Lebensjahr

- Den Kopf des Säuglings vorsichtig in die schon beschriebene waagrechte (Neutral-)Position bringen und dadurch seine Atemwege damit freimachen (siehe oben).
- Öffnen Sie den Mund des Säuglings bei weiterhin angehobenem Kinn.
- Atmen Sie normal ein und legen Sie Ihre Lippen dicht um Mund und Nase des Säuglings.

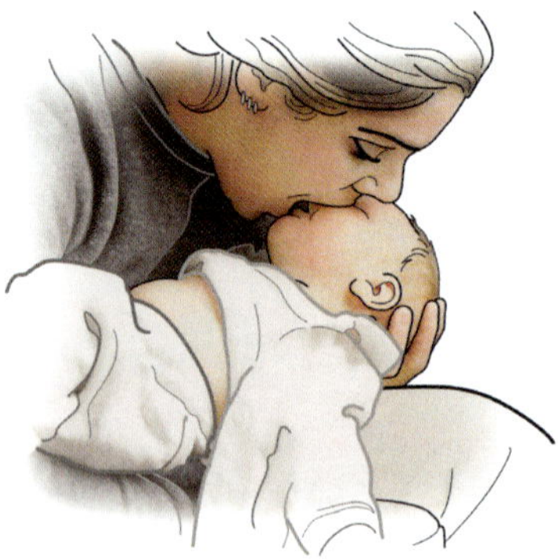

Halten Sie den Kopf des Säuglings in waagrechter Position und legen Sie Ihre Lippen dicht um Mund und Nase des Kindes, um es zu beatmen.

- Blasen Sie vorsichtig und gleichmäßig Luft in Mund und Nase, bis sich der Brustkorb hebt. Während Sie den Brustkorb beobachten, um die Ausatmung zu erkennen, atmen Sie für die nächste Beatmung erneut ein und führen die nächste Beatmung durch.
- Säuglinge beatmen Sie zunächst 5-mal.Wenn sich der Brustkorb bei der Beatmung nicht gehoben hat, wie es sein sollte, überprüfen Sie nochmals, ob die Kopflage korrekt ist und sich keine Fremdkörper im Mund befinden.
- Wenn der Säugling nach den fünf Beatmungen nicht erkennbar selbst atmet, müssen Sie mit der Herzdruckmassage beginnen.
- Platzieren Sie zwei Fingerkuppen auf dem unteren Drittel des Brustbeins des Säuglings und drücken Sie das Brustbein 15-mal ca. ein Drittel tief (Brustkorbhöhe) mit einer Frequenz von 100 pro Minute ein.
- Kombinieren Sie 15 Druckmassagen mit jeweils zwei Beatmungen zunächst eine Minute lang. Zeigt das Kind auch dann noch keine Lebenszeichen, müssen Sie spätestens jetzt einen Notruf durchführen (falls noch nicht geschehen).
- Danach die Maßnahmen unverzüglich fortsetzen. Unterbrechen Sie die Maßnahmen nur, wenn der Säugling normal zu atmen beginnt bzw. wenn der Rettungsdienst eintrifft.

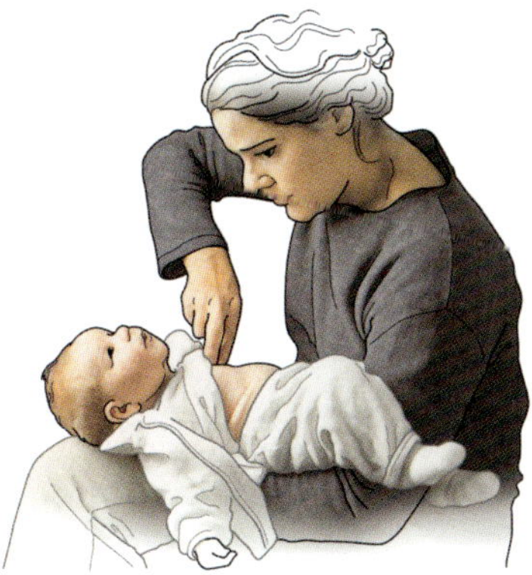

Die Herzdruckmassage wird bei Säuglingen mit nur zwei Fingerkuppen am unteren Drittel des Brustkorbs durchgeführt.

Bei Kindern ab dem 1. bis zum 8. Lebensjahr gehen Sie wie folgt vor:

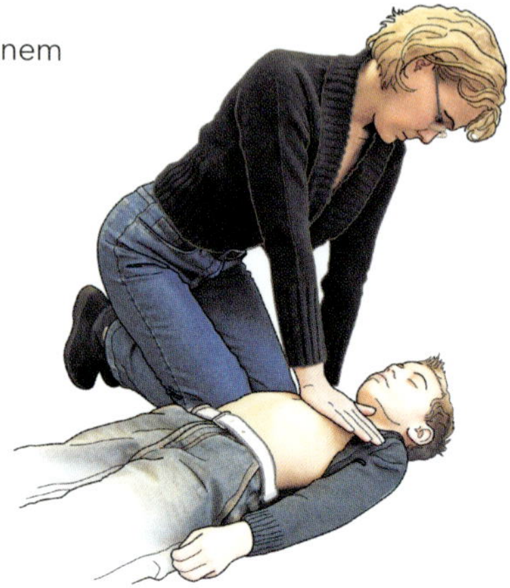

- Die Druckmassage wird mit einem Handballen und gestrecktem Arm auf dem unteren Drittel des Brustbeins durchgeführt.
- Das Verhältnis Druckmassage zu Beatmung ist 30:2, die Frequenz der Druckmassage ist 100/Minute.
- Kinder ab dem 8. Lebensjahr werden wie Erwachsene behandelt.
- Zum Beatmen wird mit Daumen und Zeigefinger der an der Stirn befindlichen Hand die Nase des Kindes verschlossen.
- Es wird durch den etwas geöffneten Mund beatmet.
- Nach den fünf Beatmungen und einer erneuten Prüfung der Lebenszeichen wird bei ausbleibender Atmung die Wiederbelebung begonnen.

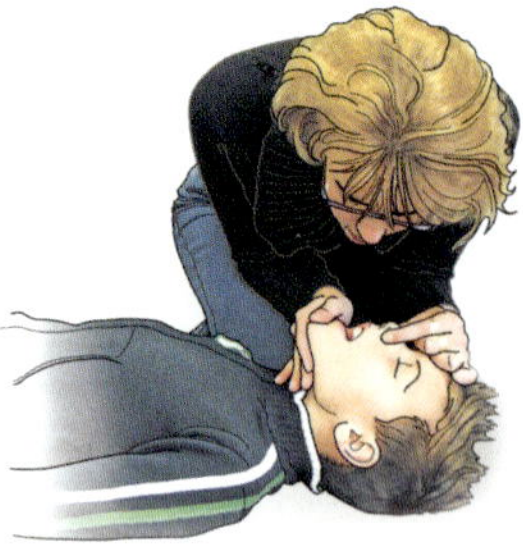

Maßnahmen beim plötzlichen Kindstod

Es gelingt immer besser, Risikokinder zu erfassen. Die Eltern werden dann entsprechend informiert und auf den Notfall vorbereitet. Neben der erhöhten Wachsamkeit der Eltern können Geräte eingesetzt werden, die die Atmung des Kindes überwachen und bei einem Atemstillstand Alarm geben. Durch sofortige Wiederbelebung kann das Kind gerettet werden. Eltern sollten die Wiederbelebungsmaßnahmen in einem Kurs erlernen.

GEFAHREN DURCH ERSTICKEN

Fremdkörper in Luft- und Speiseröhre, Schwellungen im Mund-Rachen-Raum (durch Insektenstiche) und Ertrinken bergen die Gefahr des Erstickens. Hier muss schnellstmöglich gehandelt werden.

Fremdkörper in Luft- und Speiseröhre

Ein in der Luftröhre steckender Fremdkörper verursacht Hustenreiz und ein pfeifendes Atemgeräusch. Er kann zum Ersticken führen.
Bei Fremdkörpern in der Speiseröhre treten Schluckbeschwerden oder Brechreiz auf. Durch die flexible Rückwand der Luftröhre können Fremdkörper in der Speiseröhre auch die Luftröhre einengen. Der Betroffene ist blaurot im Gesicht und versucht, zu atmen bzw. zu husten, ohne dass ein Atemstoß erfolgt. Es besteht akute Erstickungsgefahr.

So helfen Sie richtig

- Notruf: Alarmieren Sie schnellstens den Rettungsdienst.
- Bei Fremdkörpern in der Luftröhre veranlassen Sie den Betroffenen, seinen Oberkörper vornüberzubeugen, und bringen ihn mit kräftigen Schlägen zwischen die Schulterblätter zum Husten, um damit den Fremdkörper zu entfernen.

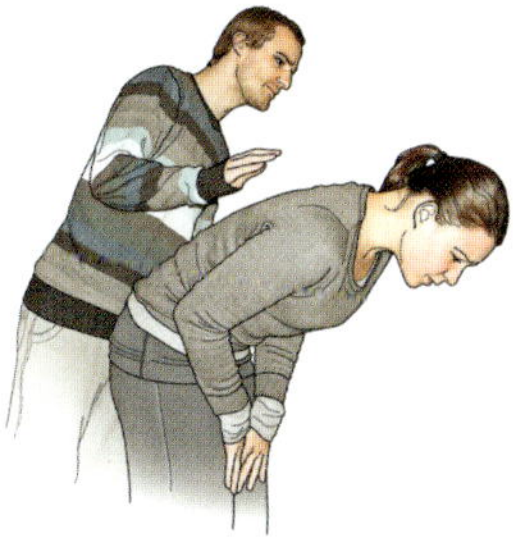

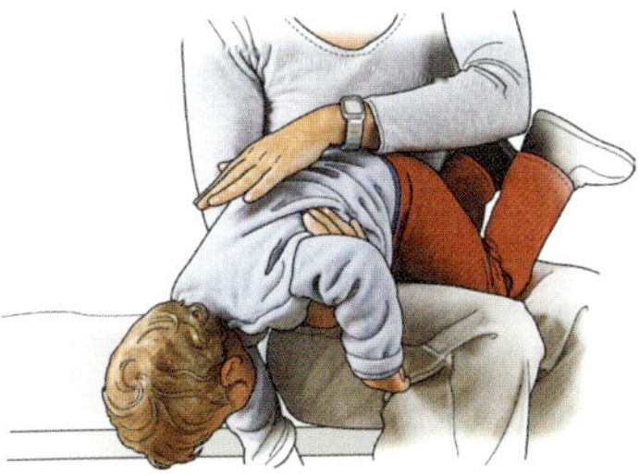

Ein Kind, das einen Fremdkörper in der Luftröhre hat, lassen Sie mit herabhängendem Kopf und Oberkörper auf Ihrem Schoß knien und klopfen ihm den Rücken. Das Kind dabei gut festhalten!

»Heimlich-Manöver«

Wenn sich der Zustand des Betroffenen nicht bessert und er trotz aller Bemühungen zu ersticken droht, kann als »allerletzte Maßnahme« noch folgendes versucht werden:

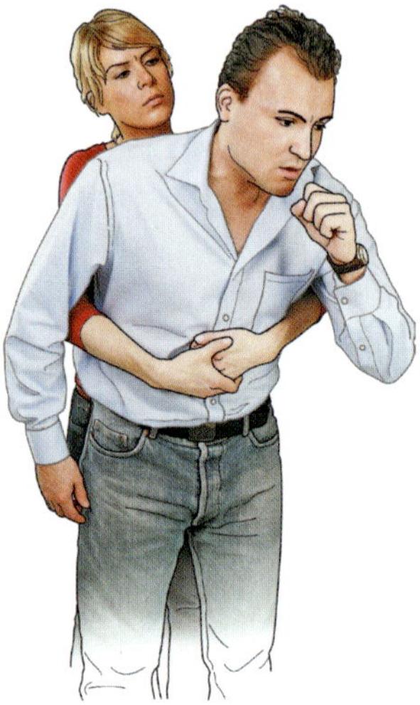

- Stellen Sie sich hinter den Betroffenen, beugen Sie den Oberkörper etwas nach vorne, umfassen Sie ihn mit beiden Armen von hinten.
- Legen Sie die Faust einer Hand in den Oberbauchbereich unterhalb des Brustbeins.
- Umfassen Sie mit der anderen Hand Ihre Faust und drücken Sie bis zu fünfmal ruckartig kräftig nach hinten oben.
- Wenn sich der Fremdkörper nicht beseitigen lässt und der Betroffene zu ersticken droht, wiederholen Sie zunächst im Wechsel die dargestellten Maßnahmen, ggf. müssen Sie Wiederbelebungsmaßnahmen einleiten.
- Bei Fremdkörpern in der Speiseröhre kann – möglichst durch den Betroffenen selbst – eine mechanische Reizung (z. B. mit dem Finger) im Rachen Erbrechen auslösen und damit der Fremdkörper herausbefördert werden.
- Sollte ein Atemstillstand eintreten, muss eine Beatmung (siehe Seite 50ff.) durchgeführt werden.

Insektenstich im Mund-Rachen-Raum

Insektenstiche im Mund-Rachen-Raum können lebensbedrohlich sein. Durch das Insektengift kommt es im Mund-Rachen-Raum zum Anschwellen der Schleimhäute oder zum Anschwellen der Zunge. Die Atemwege werden eingeengt. Der Betroffene kann ersticken.

So helfen Sie richtig

- Notruf: Alarmieren Sie den Rettungsdienst.
- Lebensrettende Hilfe kann das Kühlen mit Eis bringen. Lassen Sie den Betroffenen Speiseeis oder Eiswürfel lutschen und kühlen Sie seinen Hals mit einem Eisbeutel oder kalten Umschlägen von außen.
- Sollte ein Atemstillstand eintreten, müssen Sie bis zum Eintreffen des Rettungsdienstes eine Beatmung (siehe Seite 50ff.) durchführen.

Ertrinken

Entgegen der allgemeinen Meinung muss bei einem aus dem Wasser geretteten Verunglückten nicht zunächst die Lunge »ausgepumpt« werden. Vielmehr muss sofort die Wiederbelebung beginnen. Die Erklärung: Wasser dringt in kurzer Zeit weder in die Lunge ein, noch könnte es dort schnell wieder »herausgepumpt« werden. Bemühungen dieser Art würden den Beginn der Wiederbelebungsmaßnahmen nur unnötig verzögern. Ist der Betroffene durch kaltes Wasser unterkühlt, kann eine Wiederbelebung auch nach längerer Zeit noch erfolgreich sein.

So helfen Sie richtig

- Notruf: Alarmieren Sie schnellstens den Rettungsdienst.
- Beginnen Sie sofort nach der Rettung aus dem Wasser mit den Wiederbelebungsmaßnahmen (siehe Seite 50ff.).

SCHOCK

Unabhängig von den Ursachen beruht ein Schock immer auf einem Missverhältnis zwischen erforderlicher und tatsächlicher Blutversorgung des Körpers. Die damit verbundene Senkung des Blutdrucks führt zu einer unzureichenden Versorgung und Entsorgung der Körperzellen und damit zu bedrohlichen Stoffwechselstörungen. Dies hat zur Folge, dass sich der Allgemeinzustand mit zunehmender Dauer des Schocks immer

rasanter verschlechtert. Oft wird das Leben eines Unfallverletzten nicht durch seine Verletzung selbst, z. B. durch einen Knochenbruch, sondern durch den dadurch ausgelösten Schock gefährdet.
Die Tatsache, dass heute viel weniger Menschen an ihren Unfallfolgen sterben, ist der verbesserten Ersten Hilfe gegen den Schock und der am Notfallort beginnenden medizinischen Stabilisierung des Kreislaufs durch den Rettungsdienst zu verdanken.

Ursachen, die zu einem Schock führen:

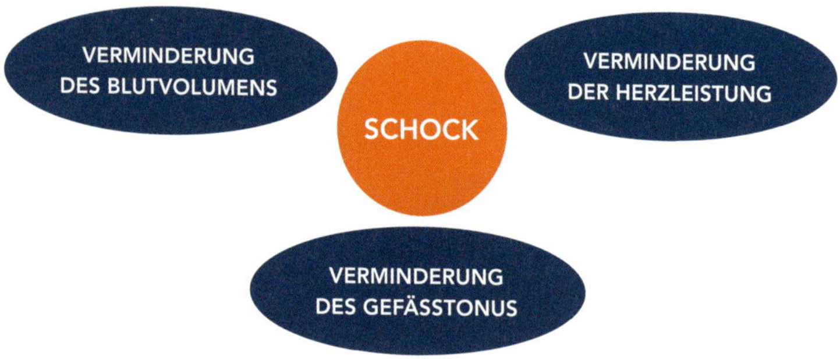

Wann kommt es zum Schock?

Diese Störung des Kreislaufsystems kann sehr unterschiedliche Ursachen haben. Ausschlaggebend ist, an welcher Stelle im Kreislaufsystem eine Schädigung eingetreten ist.

- Größerer Blutverlust durch Verletzungen oder Plasmaverlust bei schweren Verbrennungen führen zu einer Verminderung der Gesamtblutmenge und damit zum Schock.
- Plötzliches Erschrecken, Angst, Schmerzen usw. können durch eine Fehlsteuerung des Nervensystems zu einer Erweiterung der Blutgefäße führen und so einen Schock auslösen.

- Herzerkrankungen können die Pumpleistung des Herzens beeinträchtigen und ebenfalls zu einem Schock führen.
- Weitere Ursachen für einen Schock sind Schädigungen des Nervensystems, Vergiftungen, aber auch allergische Reaktionen des Körpers infolge der Unverträglichkeit gegenüber bestimmten Substanzen, z.B. Medikamenten oder Insektengift (bei Stichen).

Wie reagiert der Körper?

Der Körper versucht, einer Verschlechterung der Durchblutung entgegenzuwirken. Dabei erhöht sich die Pulsfrequenz, und der Kreislauf wird zunächst zentralisiert, sodass zuletzt nur noch die lebenswichtigen Organe (wie etwa Gehirn, Lunge und Herz) ausreichend durchblutet werden. Daraus lassen sich auch die Erkennungszeichen eines Schocks ableiten:

- Der Puls wird zunehmend schneller und wegen des gleichzeitig sinkenden Blutdrucks immer schwächer. Im Schock liegt die Pulsfrequenz meist über 100 pro Minute.
- Durch die mangelnde Hautdurchblutung werden die Betroffenen sehr blass.
- Die Haut ist kalt, schweißnass, und der Betroffene friert. Er ist anfänglich meistens sehr unruhig, nervös und hat Angst. Später hingegen wird er ruhig und teilnahmslos bis hin zur Bewusstlosigkeit im Endstadium.
- Organe, die empfindlich auf mangelnde Durchblutung reagieren, wie Nieren und Lunge, werden geschädigt (Schock-Niere, -Lunge).

Werden nicht rechtzeitig Gegenmaßnahmen eingeleitet, kommt es zum Kreislaufzusammenbruch und somit zum Tod.

Maßnahmen bei Schock

Auch wenn sich der Schock zunächst nicht so dramatisch und bedrohlich darstellt, befindet sich der Betroffene in Lebensgefahr und bedarf dringend der Ersten Hilfe und einer medizinischen Intervention.

So helfen Sie richtig

- Notruf: Alarmieren Sie den Rettungsdienst.
- Da der Betroffene sich absolut hilflos fühlt und daher Todesangst hat, sind menschliche Zuwendung und ständige Betreuung für ihn zunächst das Wichtigste.
- Ferner müssen Sie, soweit dies möglich ist, die möglichen Ursachen des Schocks beseitigen, also z. B. Blutungen stillen, eine eventuelle Medikamentenzufuhr unterbrechen (bei allergischer Reaktion auf Medikamente) oder die Brandwunden eines Verletzten mit Wasser kühlen.
- Decken Sie den Betroffenen sofort der Witterung entsprechend warm zu. Ideal ist die Rettungsdecke aus dem Kfz-Verbandkasten (Silberseite innen, Goldseite außen). Sie ist groß genug, um den Betroffenen auch zum Boden hin vor dem Auskühlen zu schützen. Natürlich kann auch eine Wolldecke oder warme Kleidung verwendet werden – je nachdem, was Sie dahaben. Sie dürfen jedoch niemals Wärme (Wärmflasche o. Ä.) zuführen!
- Danach lagern Sie den Betroffenen flach mit erhöhten Beinen. Dies ist die den Kreislauf unterstützende **Schocklage**. Hierzu sind die Beine bequem ca. 20 bis 30 Zentimeter erhöht zu lagern.

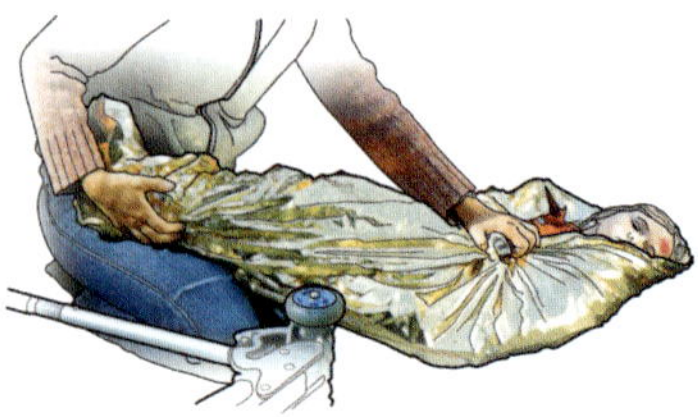

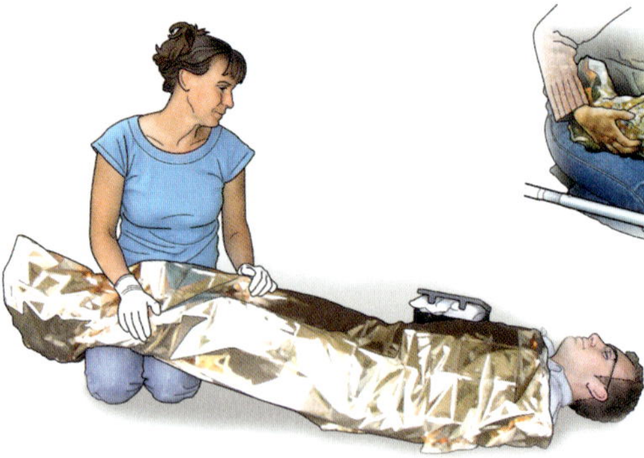

Kapitel 3

BEDROHLICHE BLUTUNGEN UND AMPUTATIONSVERLETZUNGEN

BLUTUNGEN STILLEN

Blutungen haben oft – vor allem wenn sie stark sind – sowohl auf die Betroffenen als auch auf die Ersthelfer eine »schockartige« Wirkung. In der Tat kann der Blutverlust erheblich sein. Und der Verlust von einem Liter Blut kann bereits zum lebensbedrohlichen Schock führen. Deshalb ist die schnelle und sachgemäße Blutstillung eine der vorrangigen Aufgaben der Ersten Hilfe.

In diesem Kapitel erfahren Sie, was bei bedrohlichen Blutungen und Amputationsverletzungen zu tun ist. (Kleinere Blutungen bzw. Wunden werden in Kapitel 5 »Verletzungen und Wundversorgung«, Seite 79ff., behandelt.) Vergessen Sie nicht, Einmalhandschuhe anzuziehen. Diese schützen Sie vor einer möglichen Infektion.

BLUTUNGEN

Blutungen werden oft überschätzt. Wegen der intensiven Färbung des Bluts wirken Blutungen meist sehr dramatisch, auch wenn sie nicht lebensbedrohlich sind.

Ursachen und Gefahren

Bedrohliche Blutungen entstehen durch Gewalteinwirkungen auf den Körper. Hierdurch werden Gefäße verletzt. Es blutet aus einer sichtbaren Wunde. Allerdings kann eine Blutung auch unsichtbar in die Muskulatur oder in den Bauch- oder Brustraum erfolgen. Die Gefahr besteht darin, dass ab einem durchschnittlichen Blutverlust von ca. 15 bis 20 Prozent (ca. ein Liter bei einem Erwachsenen) ein Schock mit den oben beschriebenen Folgen (siehe Seite 62ff.) eintritt. Der Betroffene kann verbluten.
Eine bedrohliche äußere Blutung ist recht leicht zu erkennen. Sie sehen, dass Blut aus einer offenen Wunde strömt. Je nach Größe und Art des verletzten Blutgefäßes tritt das Blut unter Umständen pulsierend oder gelegentlich spritzend aus der Wunde aus. Oft hat sich eine Blutlache gebildet, und/oder die Kleidung der Betroffenen weist große Blutflecken auf.

BLUTSTILLUNG AM ARM

Haben Sie keine Angst, wenn Sie Blut sehen. Bitte bedenken Sie immer, dass es oft schlimmer aussieht, als es ist.

So helfen Sie richtig

1. Arterie abdrücken

- Ziehen Sie sich zunächst Einmalhandschuhe an. (Die sollten Sie immer griffbereit im Kfz-Verbandkasten und in der Hausapotheke haben.)

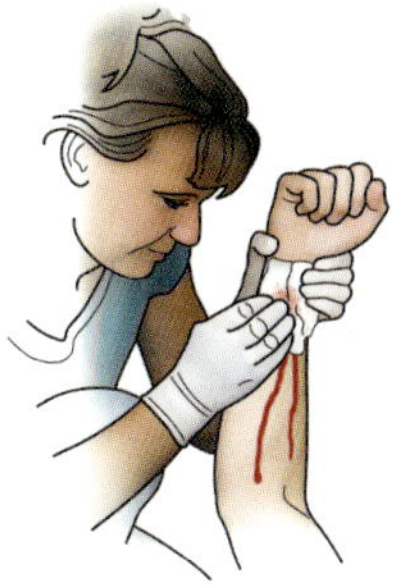

- Legen Sie den Verletzten möglichst hin und beruhigen Sie ihn. Bei Blutungen am Arm halten Sie den Arm sofort hoch, die Blutung wird dadurch schon geringer.
- Bei allen stark blutenden Wunden pressen Sie als erste Maßnahme ein sauberes Tuch oder einfach die flache Hand auf die Wunde, um die Blutung sofort zu stoppen.
- Nun hat ein zweiter Helfer genügend Zeit, zwei Verbandpäckchen aus einem Verbandkasten (z. B. Kfz-Verbandkasten oder Hausapotheke) zu besorgen. Damit legen Sie dem Betroffenen einen Druckverband auf der Wunde an.

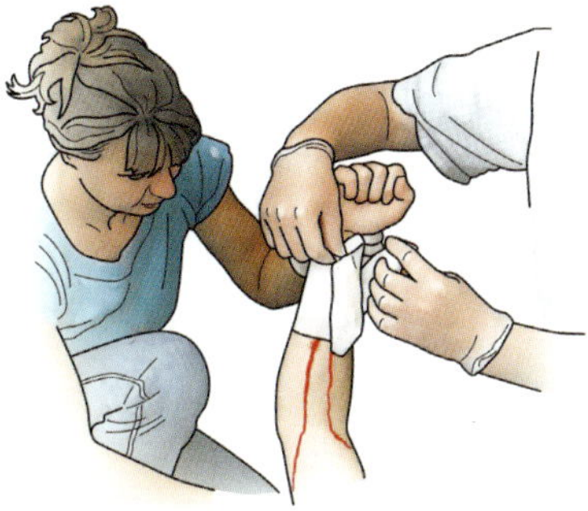

2. Druckverband

- Mit dem ersten Verbandpäckchen legen Sie, wie bei einem normalen Verband, die Wundauflage auf die Wunde und umwickeln diese zwei- bis dreimal.
- Danach legen Sie das zweite Verbandpäckchen geschlossen als Druckpolster direkt über dem Wundbereich auf.
- Mit den restlichen Bindengängen umwickeln Sie jetzt das Druckpolster, wobei Sie die Bindengänge deckungsgleich und nicht zu stramm wickeln.

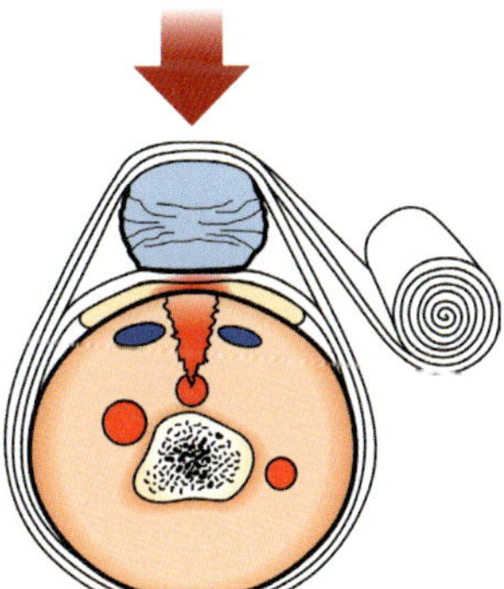

- Zum Abschluss befestigen Sie das Bindenende und lagern den Arm etwas erhöht.
- Jetzt müssen Sie den Betroffenen noch zudecken (mit der Rettungsdecke oder mit einer Wolldecke oder Jacke), ihn betreuen und seine Beine etwas erhöht lagern (siehe Seite 64f.).
- Notruf: Alarmieren Sie den Rettungsdienst.

BLUTSTILLUNG AM BEIN

Bei Blutungen am Bein verfahren Sie ähnlich wie bei Blutungen am Arm; allerdings entfällt hier das Hochhalten.

So helfen Sie richtig

- Ziehen Sie sich Einmalhandschuhe an.
- Um den Blutverlust sofort zu stoppen, müssen Sie zunächst ein Tuch (z. B. Taschentuch o. Ä.) auf die Wunde pressen und es dann durch einen Druckverband ersetzen.
- Lagern Sie die Beine des Betroffenen etwas erhöht, decken Sie ihn warm zu (am besten mit der Rettungsdecke) und betreuen Sie ihn, bis der Rettungsdienst eintrifft.
- Sollte ein Druckverband einmal sehr stark durchbluten, wickeln Sie einfach einen zweiten Druckverband darüber und erhöhen Sie dabei leicht den Druck. Ein nur leichtes Durchbluten (Verfärbung des Verbandes) ist dagegen nicht weiter schlimm.
- Notruf: Alarmieren Sie den Rettungsdienst.

BLUTSTILLUNG AN KOPF UND RUMPF

So helfen Sie richtig

- Ziehen Sie sich Einmalhandschuhe an.
- Bedrohliche Blutungen an Kopf und Rumpf versorgen Sie zunächst dadurch, dass Sie Tücher direkt auf oder in die Blutungsstelle pressen. Den Druck müssen Sie gegebenenfalls bis zum Eintreffen des Rettungsdienstes aufrechterhalten.

- Manchmal kann man auch einen Druckverband anlegen.
- Notruf: Alarmieren Sie den Rettungsdienst.

AMPUTATIONSVERLETZUNGEN

Bei der Abtrennung (Amputation) von Körperteilen (z. B. einem Finger oder einer ganzen Hand) müssen Sie immer zunächst die Wunde (z. B. mit einem Druckverband) versorgen und sich wegen des Schocks um den Verletzten kümmern. Lassen Sie sich von dem Anblick nicht schockieren, sondern stillen Sie die Blutung.

AMPUTATVERSORGUNG

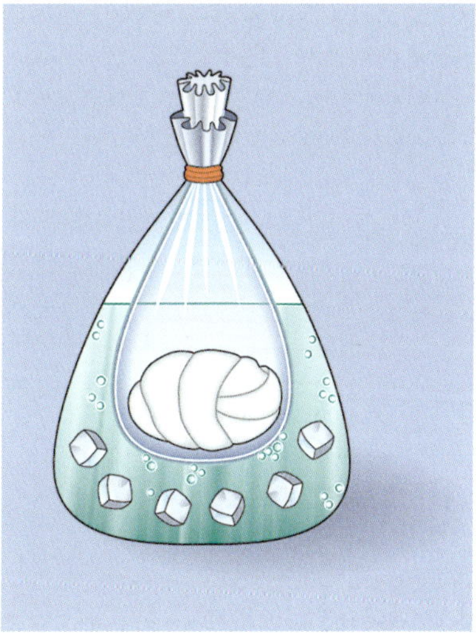

Da abgetrennte Körperteile (Amputate) meist wieder replantiert (angenäht) werden können, müssen Sie das Amputat in ein sauberes Tuch (z. B. Verbandtuch aus dem Kfz-Verbandkasten) wickeln und es dem Rettungsdienst in die Klinik mitgeben.

So helfen Sie richtig

- Ziehen Sie sich Einmalhandschuhe an.
- Versorgen Sie zunächst die blutende Wunde mit einem Druckverband (siehe Seite 67f.), falls dies möglich ist. Wenn nicht, halten Sie ein Tuch auf die Blutung gepresst.

- Versorgen Sie erst danach den abgetrennten Körperteil (Amputat). Das Amputat sollte nicht gesäubert werden, und es darf nicht mit Wasser in Berührung kommen. Es wird in ein sauberes Tuch gewickelt, und der Rettungsdienst wird es zusätzlich – wie in der Abbildung auf der vorherigen Seite gezeigt – kühlen und in die Klinik mitnehmen.
- Kümmern Sie sich um den Verletzten. Lassen Sie ihn nicht allein. Prüfen Sie, ob er Schocksymptome (schneller, schwacher Puls, Blässe, Frieren) zeigt.
- Decken Sie den Patienten zu und lagern Sie ihn mit leicht erhöhten Beinen (siehe Seite 64).
- Notruf: Alarmieren Sie den Rettungsdienst.

Auch ausgebrochene Zähne lassen sich replantieren. Übergeben Sie die Zähne dem Rettungsdienst. Zur Aufbewahrung dienen spezielle »Dental-Notfall-Boxen«, darin werden die Zähne in einer speziellen Flüssigkeit transportiert.

Kapitel 4

KOPF-, BAUCH- UND BRUSTKORBVERLETZUNGEN

WENN WICHTIGE ORGANE VERLETZT SIND

Unser Gehirn und die Lunge sind eigentlich gut geschützt. Das Gehirn liegt innerhalb des Schädels in einer Flüssigkeit, die als Puffer dient. Die Lunge ist durch die Rippen des Brustkorbs geschützt. Nicht ganz so gut geschützt sind dagegen die Organe des Bauchraums. Kommt es durch Gewalteinwirkung zu Verletzungen etwa von Leber, Magen oder Milz, kann schnell eine lebensgefährliche Situation entstehen.

Dieses Kapitel macht Sie mit Maßnahmen bei Kopf-, Bauch- und Brustkorbverletzungen vertraut. In allen Fällen muss hier der Rettungsdienst alarmiert werden, die Betroffenen müssen in eine Klinik bzw. zum Arzt gebracht werden – auch wenn es sich um eine »harmlosere« Gehirnerschütterung handelt.

KOPFVERLETZUNGEN

GEHIRNERSCHÜTTERUNG

Das Gehirn liegt innerhalb des Schädelknochens und ist von einer Flüssigkeit umgeben. Diese Flüssigkeit wirkt bei Stößen auf den Kopf als Puffer. Bei Gewalteinwirkungen auf den Kopf, beispielsweise nach Stürzen und hartem Aufprallen des Kopfs, schlägt das Gehirn an der Schädelwand an. Je nach Intensität der Gewalteinwirkung kann das Gehirn dabei mehr oder weniger schwer geschädigt werden.
Die Gehirnerschütterung ist die »leichteste« und häufigste Art der Kopfverletzung. Der Betroffene ist meist nur Sekunden bis wenige Minuten lang bewusstlos. Dies wird oft vom Helfenden gar nicht bemerkt. Der Betroffene hat danach die charakteristischen Symptome einer Gehirnerschütterung:

- Schwindel
- Kopfschmerzen
- Erinnerungslücken bezogen auf das Unfallereignis
- Übelkeit und Erbrechen

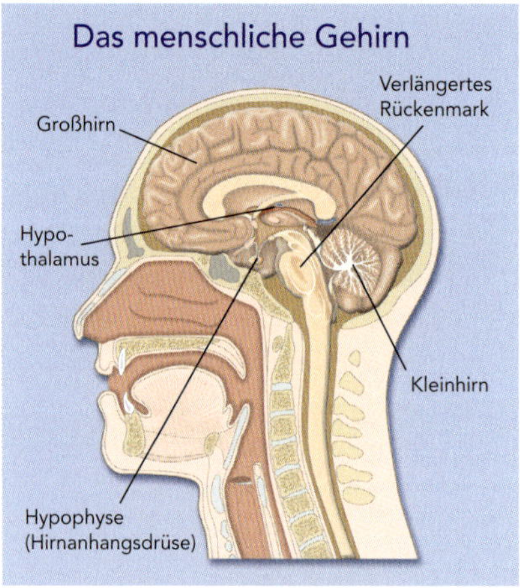

Vor allem für Kinder gilt:
Beobachten Sie Kinder eine ganze Zeit lang, wenn diese einen entsprechenden Unfall (Sturz, bei dem der Kopf mit einbezogen war) hatten. Erbrechen (ein Zeichen für eine Gehirnerschütterung) kann auch erst nach einiger Zeit auftreten, manchmal Stunden später.
Säuglinge können manchmal bei geringsten Kopfverletzungen Schäden an der Schädeldecke haben. Lassen Sie das Baby nach einem Sturz auf jeden Fall vom Arzt untersuchen.
Beugen Sie vor: Lassen Sie Babys auf dem Wickeltisch oder anderweitig erhöht, z. B. auf einem Tisch, Stuhl oder Sofa, niemals unbeaufsichtigt liegen!

Gehirnerschütterung
Wenn Ihr Kind diese Symptome zeigt, sollten Sie den Arzt bzw. den Notarzt rufen.

- (Kurze) Bewusstseinsstörung
- Schläfrigkeit (Dämmerzustand)
- Kopfschmerzen
- Schwindelgefühl
- Erbrechen
- Blutdruckschwankungen
- Pupillenstörungen
- Längere Bewusstlosigkeit (Verdacht auf Hirnverletzung)
- Benommenheit und häufiges Erbrechen, die einige Zeit nach dem Unfall auftreten (Verdacht auf Hirnblutung)

MASSNAHMEN BEI GEHIRNERSCHÜTTERUNG

So helfen Sie richtig

- Da außerhalb einer Klinik bei Kopfverletzungen die Situation im Inneren des Schädels nicht beurteilt werden kann – es können durch die Gewalteinwirkung z. B. Blutungen im Schädel entstanden sein, welche mit zeitlicher Verzögerung erneut zur Bewusstlosigkeit führen –, müssen Sie
- den Rettungsdienst alarmieren (Notruf). Der Betroffene muss in eine Klinik gebracht werden.
- den Betroffenen ruhig hinlegen, lagern Sie den Kopf des Betroffenen erhöht und beobachten Sie den Verletzten ständig.
- Lassen Sie den Betroffenen möglichst nicht allein.

Wichtig
Bei einer Gehirnerschütterung kann das Erbrechen auch mit zeitlicher Verzögerung auftreten. Vor allem Kinder sollten nach entsprechenden Unfällen einige Zeit lang beobachtet werden.

SCHÄDELBRUCH UND SCHÄDELBASISBRUCH

Schädelbruch

Bei einem Schädelbruch sind die Verletzten bewusstlos. Manchmal treten Krämpfe auf. Im Bereich der Schädeldecke befindet sich meist eine offene Wunde. Manchmal tritt auch Hirnmasse aus der Wunde aus.

Schädelbasisbruch

Ein Schädelbasisbruch ist an leichten Blutungen aus Nase, Mund oder Ohr zu erkennen. Die charakteristischen Blutergüsse um die Augen sind erst später erkennbar. Oft ist der Betroffene bewusstlos.

MASSNAHMEN BEI SCHÄDELBRÜCHEN

So helfen Sie richtig

- Führen Sie die Maßnahmen wie bei Bewusstlosigkeit – Atemkontrolle, stabile Seitenlage (siehe dazu Seite 41ff.) – durch.

Achtung
Bei schweren Kopfverletzungen müssen Sie immer mit Atem- und Herz-Kreislauf-Störungen rechnen.

- Bei einem Schädelbasisbruch sollten Sie den Verletzten so lagern, dass das Blut aus Nase, Mund oder Ohr nach außen abfließen kann.
- Notruf: Alarmieren Sie sofort den Rettungsdienst.
- Versorgen Sie äußere Verletzungen am Kopf mit einem keimfreien Verband.
- Decken Sie den Betroffenen warm zu (am besten mit einer Rettungsdecke, Silberseite nach innen) und beobachten Sie ihn.

Anhaltende tiefe Bewusstlosigkeit (Koma)
Ist ein Verletzter nach einer Gewalteinwirkung auf den Kopf bewusstlos und wacht nicht wieder auf, dann besteht Lebensgefahr. Das Gehirn kann anschwellen, oder die schon beschriebenen Blutungen können entstehen und Hirndruck verursachen. Dadurch kommt es zur Bewusstlosigkeit. (Maßnahmen siehe Seite 41.)

BLUTUNGEN IM GESICHT SOWIE IN MUND UND RACHEN

Bei schweren Blutungen im Gesicht, aus dem Mund oder der Nase, aber auch bei Unterkieferbrüchen mit und ohne Blutung, ist die

Bauchlage oft lebensrettend. Würde das Blut in Mund- und Rachenraum fließen und gerinnen, könnte der Verletzte daran ersticken.

So helfen Sie richtig

- Legen Sie den Verletzten auf den Bauch. Der Kopf liegt mit der Stirn auf den verschränkten Armen, sodass das Blut abfließen kann.
- Decken Sie den Verletzten zu und betreuen Sie ihn.
- Achten Sie darauf, dass seine Atemwege frei bleiben.
- Rufen Sie den Rettungsdienst.

BAUCHVERLETZUNGEN

Bauchverletzungen und Blutungen in die Bauchhöhle treten meist nach Unfällen mit Gewalteinwirkung auf den Bauch oder Rücken auf. Dabei können Organe, wie z. B. Leber, Milz, Magen, Darm, Blase usw., aber auch große Blutgefäße verletzt werden und in die Bauchhöhle bluten. Solche Blutungen sind besonders bedrohlich, da der Ersthelfer sie nicht erkennen und die Blutung von außen auch nicht stillen kann. Manchmal ergibt sich aus der Unfallsituation ein Anhaltspunkt für eine Bauchverletzung.

- Äußere Symptome wie Prellungen an Bauch oder Rücken, verbunden mit einem sich ständig verschlechternden Allgemeinzustand, lassen eine Bauchverletzung vermuten.
- Der Betroffene hat Bauchschmerzen und oft eine schmerzhaft gespannte Bauchdecke.
- Es entwickelt sich ein Schock.
- Es besteht Lebensgefahr. Der Verletzte kann verbluten bzw. an den Folgen des Schocks sterben.

MASSNAHMEN BEI BAUCHVERLETZUNGEN

So helfen Sie richtig

- Notruf: Alarmieren Sie sofort den Rettungsdienst. Der Betroffene muss schnellstens in eine Klinik.
- Liegt eine offene Bauchwunde vor, müssen Sie diese zunächst mit einem sterilen Verbandtuch bedecken.
- Oft nehmen die Betroffenen eine zusammengekrümmte seitliche Lage ein. Lassen Sie den Verletzten dann in seiner Lage.
- Liegt der Verletzte auf dem Rücken, sollten Sie diese Lagerung unterstützen, indem Sie die Beine des Betroffenen bequem anwinkeln und die Füße abstützen (beispielsweise mit einer Tasche, einem Koffer). Unterpolstern Sie die Knie mit einer Knierolle (aus Decken oder Kleidungsstücken). Die Bauchdecke wird dadurch entspannt, und die Schmerzen werden gelindert.
- Decken Sie den Verletzten zu und betreuen Sie ihn, bis der Rettungsdienst eintrifft.

BRUSTKORBVERLETZUNGEN

Gewalteinwirkungen wie Messerstiche oder ein harter Aufprall des Brustkorbs auf einen festen Gegenstand (z. B. bei einem Verkehrsunfall oder bei einem Sturz) können zu Brustkorbverletzungen führen. Nicht selten werden dabei auch Rippen gebrochen.

Wird durch den Unfall auch die Lunge verletzt, besteht Lebensgefahr. Ist die Brustwand durch eine Wunde geöffnet oder die Lunge beschädigt, dringen Luft und Blut in den Brustraum ein. Hierdurch wird die Lunge eingeengt, und die Atmung wird stark behindert.

- Neben Prellungen oder gar einer offenen Wunde im oder am Brustkorb ist die zunehmende Atemnot des Verletzten nicht zu übersehen.

- Der Betroffene wird bläulich blass und versucht, sich aufzurichten, um besser atmen zu können. Er hat Todesangst.
- Wenn die Lunge verletzt ist, kann unter Umständen schaumiges Blut ausgehustet werden. Dann besteht Lebensgefahr.
- Bei allen akut lebensbedrohlichen Zuständen im Brust- und Bauchraum besteht striktes Verbot von Essen, Trinken und Rauchen. Verschlechtert sich der Zustand des Betroffenen während der Hilfeleistung, sind weitergehende Maßnahmen wie die stabile Seitenlage (siehe Seite 42ff.) oder die Herz-Lungen-Wiederbelebung (siehe Seite 50ff.) durchzuführen.

MASSNAHMEN BEI BRUSTKORBVERLETZUNGEN

So helfen Sie richtig

- Notruf: Alarmieren Sie sofort den Rettungsdienst.
- Wenn Sie einen Verletzten oder Kranken mit Atemnot verlagern müssen, um ihn z. B. bequem an eine Wand oder ein Auto zu lehnen, darf dabei der Brustkorb nicht umfasst werden. Vielmehr muss der Verletzte unter den Achselhöhlen angehoben und vorsichtig weggezogen werden.
- Lagern Sie den Verletzten halb sitzend, sodass er sich anlehnen und mit den Armen nach hinten abstützen kann. Dadurch wird sein Schultergürtel angehoben und die Atmung erleichtert.
- Versuchen Sie nicht, offene Brustkorbwunden zu verschließen. Fremdkörper (z. B. auch ein Messer) sollten Sie auf jeden Fall in der Wunde belassen!
- Decken Sie den Betroffenen zu und beruhigen und betreuen Sie ihn, bis der Rettungsdienst eintrifft.

Kapitel **5**

VERLETZUNGEN UND WUNDVERSORGUNG

VON SCHNITTWUNDEN BIS ZUM SCHLANGENBISS

Eine kleine Unachtsamkeit – schon ist es passiert: Man hat sich mit dem Messer geschnitten oder ist ausgerutscht und hingefallen und hat sich eine Platzwunde zugezogen. Normalerweise handelt es sich hier nicht um Notfälle, sondern um die kleinen alltäglichen Unfälle, die aber auch richtig »verarztet« sein wollen.

Zunächst geht es daher um Verbandarten und -techniken, die ausführlich erläutert und auch entsprechend illustriert sind. Fast alle beschriebenen Verbandmaterialien finden Sie im Kfz-Verbandkasten und in Betriebsverbandkästen. Sie sollten auch in Ihrer Hausapotheke entsprechendes Verbandmaterial vorhalten.

Zum Zweiten gibt dieses Kapitel einen Überblick über ganz unterschiedliche, relativ häufige Verletzungen – von Fremdkörpern im Auge bis zu selteneren Wunden wie Tierbissen.

GRUNDSÄTZE DER WUNDVERSORGUNG

Durch äußere Gewalteinwirkung sowie durch die Einwirkung von Hitze, Kälte oder von chemischen Stoffen auf den Körper entstehen Wunden. Immer wird zunächst die Haut, das größte menschliche Organ, geschädigt. Außerdem können die unter der Haut liegenden Gewebeschichten mit Muskeln, Sehnen, Nerven und Blutgefäßen verletzt werden, manchmal auch Knochen und Organe.

Durch eine Verletzung verliert die Haut ihre schützende Funktion gegenüber der Umwelt. Keimen und Krankheitserregern wird das Eindringen in den Körper ermöglicht; daher besteht bei Wunden immer die Gefahr einer Infektion.

Durch die Verletzung von Nerven entstehen die Schmerzen. Sie sind bei großflächigen und tiefgehenden Verletzungen meist stärker als bei kleinen oberflächlichen Verletzungen. Brandwunden sind besonders schmerzhaft. Sind auch Blutgefäße verletzt, entstehen Blutungen mit entsprechendem Blutverlust und der Gefahr des Schocks.

WUNDVERSORGUNG IN DER ERSTEN HILFE

Bei der Versorgung von Wunden gelten die folgenden Grundsätze:

- Wunden dürfen Sie nicht mit Ihren Händen berühren, da diese dadurch zusätzlich verunreinigt und infiziert würden.
- Bei der Wundversorgung sollten Sie zum eigenen Schutz und zum Schutz des Betroffenen vor Infektionen Schutzhandschuhe (Einmalhandschuhe aus dem Kfz-Verbandkasten) tragen.
- Wunden dürfen Sie nicht auswaschen oder reinigen. Ausnahmen sind z. B. die Wasseranwendungen bei Verbrennungen und bei Verätzungen. Nur die Wundränder dürfen mit einem Wundreinigungstuch aus dem Verbandkasten gesäubert werden.
- Wunden dürfen Sie ohne ärztliche Anweisung nicht mit Puder, Salben, Sprays, Desinfektionsmitteln o. Ä. behandeln.
- Fremdkörper belassen Sie in der Wunde; diese sollen vom Arzt entfernt werden.

Jede Wunde soll mit keimfreiem (sterilem) Verbandmaterial verbunden werden. Eine gute Wundversorgung erfüllt drei Aufgaben:

- Die Wunde wird nicht weiter mit Krankheitserregern verunreinigt.
- Die Blutung wird gestillt.
- Der Wundbereich wird ruhig gestellt, was die Schmerzen rasch lindert.

VERBANDARTEN UND VERBANDTECHNIKEN

Im Folgenden erhalten Sie einen Überblick über die wichtigsten Verbandarten und Verbandtechniken. Im Prinzip besteht ein sachgerechter Wundverband immer aus diesen Komponenten:

- einer keimfreien Wundauflage und
- deren individueller Befestigung z. B. mit Heftpflaster, Mullbinde, Dreiecktuch usw.

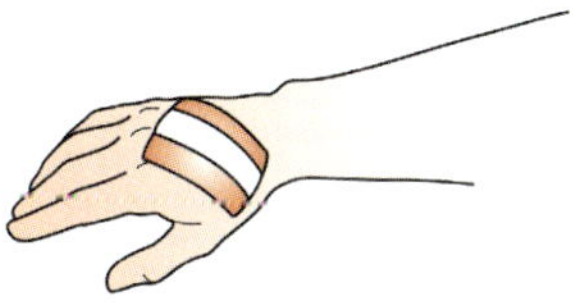

WUNDSCHNELLVERBAND

Für kleine Verletzungen mit nur geringer Blutung reicht meist ein Pflasterwundverband aus.

So helfen Sie richtig

- Schneiden Sie einen genügend großen Pflasterstreifen ab. Die Wundauflage soll immer größer als die Wunde sein.
- Entfernen Sie zunächst die Schutzfolie von den Klebestreifen. Achten Sie darauf, dass Sie dabei die Wundauflage möglichst nicht berühren.
- Legen Sie das Pflaster mit der Wundauflage auf die Wunde und befestigen Sie es faltenfrei.

Besondere Probleme bereitet die Versorgung von Verletzungen an der Fingerkuppe. Auf diese Weise geht es ganz leicht:

- Schneiden Sie zuerst ein ausreichend großes Stück Heftpflaster ab (acht bis zehn Zentimeter lang).
- Schneiden Sie jeweils in der Mitte der Klebestreifen ein keilförmiges Stück heraus.
- Ziehen Sie beide Schutzfolien von den Klebeflächen ab.
- Kleben Sie die Hälfte des Pflasterwundverbands um den verletzten Finger.
- Zuletzt klappen Sie die überstehende Hälfte des Pflasters über die Fingerkuppe und verkleben sie am Finger.

KEIMFREIE WUNDAUFLAGEN

Großflächige Hautverletzungen müssen mit einer keimfreien Wundauflage aus Mull oder einem Verbandtuch bedeckt werden. Solche Wundauflagen sind einzeln keimfrei (steril) verpackt (Kfz-Verbandkasten). Zur Erhaltung der Keimfreiheit fassen Sie die Wundauflagen beim Entnehmen aus der Verpackung nur mit den Fingerspitzen am Rand an und legen Sie sie direkt auf die Wunde.

→ Sie können Wundauflagen mit Heftpflasterstreifen, Mullbinden oder Dreiecktüchern auf der Wunde befestigen.

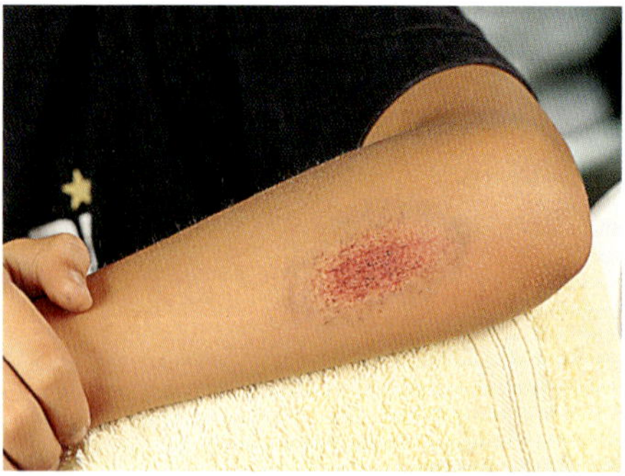

Diese Hautabschürfung ist zwar nur oberflächlich, sollte aber wegen der Ausdehnung der Wundfläche mit einer keimfreien Wundauflage bedeckt werden, die man mit Heftpflasterstreifen befestigt.

VERBAND MIT HEFTPFLASTER (STREIFENVERBAND)

So helfen Sie richtig

- Legen Sie eine Wundauflage auf die Wunde.
- Schneiden Sie zwei ausreichend lange Heftpflasterstreifen von der Rolle ab.
- Kleben Sie die Pflasterstreifen parallel zueinander über Wundauflage und Haut.

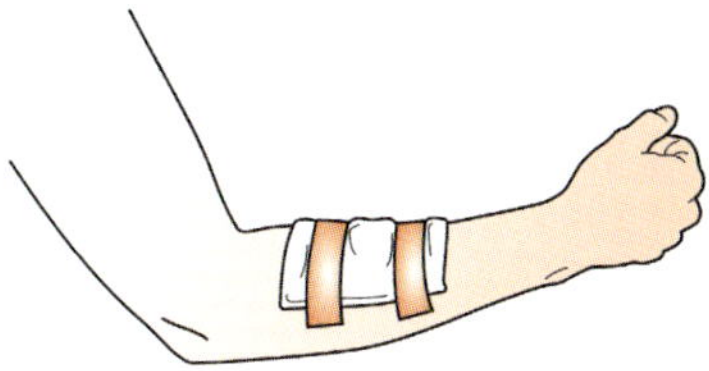

VERBANDTUCH

Sehr großflächige Wunden, z. B. Schürfwunden oder Brandwunden, aber auch Verletzungen, die nur locker zu bedecken sind, wie offene Bauchverletzungen oder Schädelverletzungen, werden mit Verbandtüchern versorgt. Die Tücher sind unterschiedlich groß (40 mal 60 Zentimeter/60 mal 80 Zentimeter/80 mal 120 Zentimeter) und aus verschiedenen Materialien.

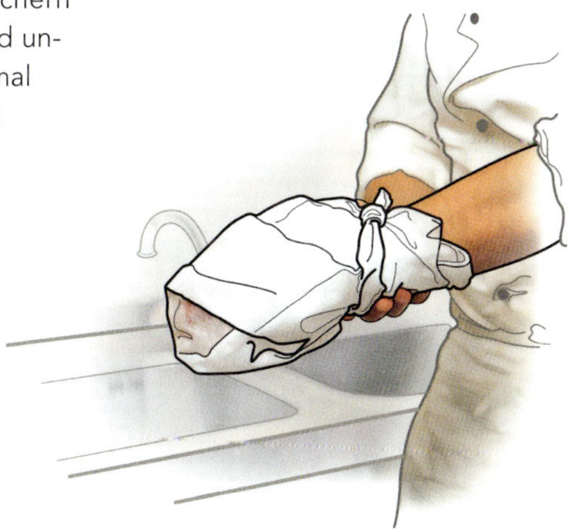

- → Verbandtücher werden mit Heftpflasterstreifen, Mullbinden oder Dreiecktüchern befestigt.

MULLBINDEN

Mullbinden sind nicht steril. Sie dürfen daher nicht direkt auf eine Wunde aufgebracht werden.

- Mit Mullbinden werden z. B. sterile Wundauflagen oder auch Kühlpackungen bei stumpfen Sportverletzungen (siehe Seite 102) befestigt.

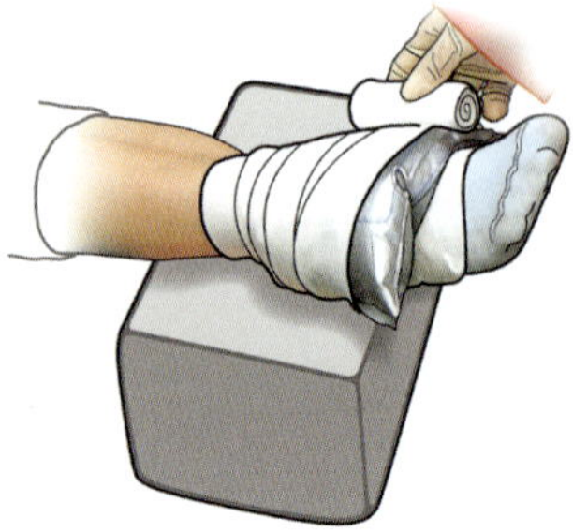

So helfen Sie richtig

- Ziehen Sie sich bei der Versorgung blutender Wunden zu Ihrem eigenen Schutz immer Einmalhandschuhe an.
- Den Verletzten setzen Sie am besten hin, sodass er sich eventuell irgendwo anlehnen kann.
- Legen Sie eine Wundauflage auf die verletzte Stelle.
- Umwickeln Sie die Wundauflage mit einer Mullbinde, sodass sie vollständig bedeckt ist. Die Mullbinde nicht zu fest anziehen, damit die Blutzirkulation nicht gestört oder gar unterbunden wird.
- Befestigen Sie die Mullbinde durch Verknoten oder mit Pflasterstreifen.

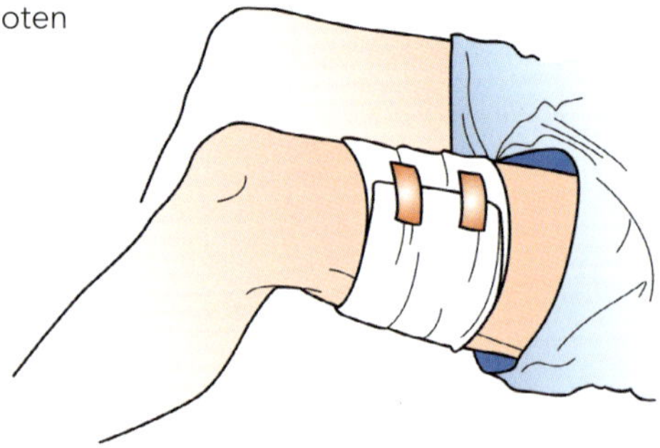

DREIECKTUCH

Das Dreiecktuch ist sehr vielseitig verwendbar. Es ist nicht steril, aber zur Befestigung von Verbandstoffen oder auch zur Ruhigstellung von Knochenbrüchen (siehe dazu Seite 107ff.) geeignet. Mit Dreiecktüchern können Hand-, Arm-, Fuß-, Knie- und Kopfverbände angelegt werden. Auch bei einer größeren Verletzung an der Hand können Sie das Dreiecktuch verwenden, da die Hand damit vollkommen geschützt und auch ruhiggestellt werden kann.

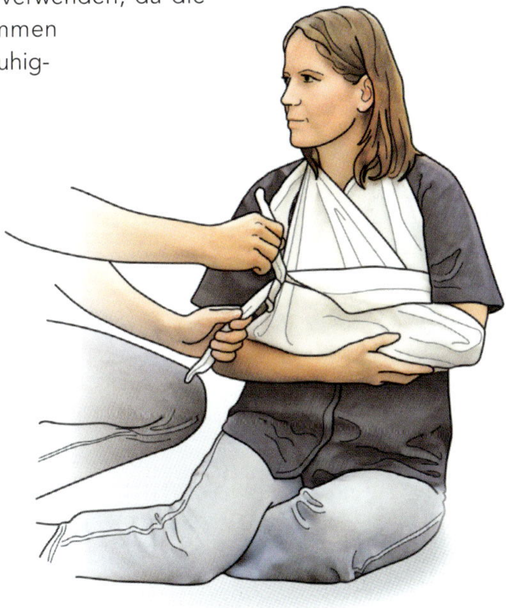

VERBANDPÄCKCHEN

Ein ideales Verbandmittel ist das Verbandpäckchen. Es ist steril und beinhaltet bereits eine Wundauflage, die auf einer Binde befestigt ist. Dies erleichtert Ihnen die Handhabung. Verbandpäckchen sind in unterschiedlichen Größen im Handel und eignen sich vor allem zur Versorgung blutender Wunden und für einen Druckverband bei bedrohlichen Blutungen. Verbandpäckchen können Sie an allen möglichen Körperteilen einsetzen; genau erläutert wird im Folgenden der Handverband. Mit den Verbandpäckchen werden auch Druckverbände bei starken Blutungen angelegt (siehe Seite 67).

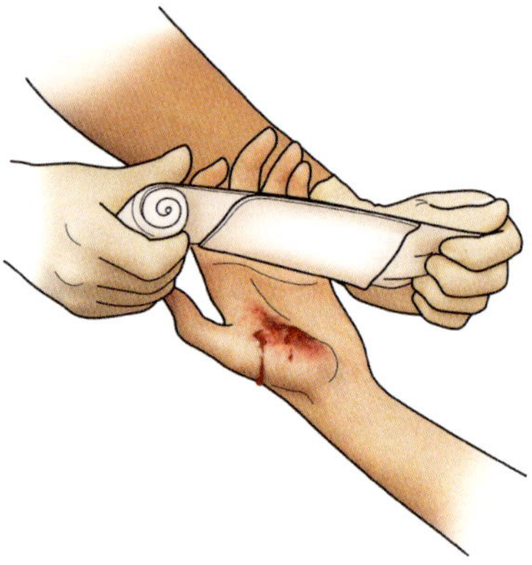

Merke

Mit einem Verband bewirken Sie eine Ruhigstellung des Wundbereichs und damit Schmerzlinderung. Da jede Wunde grundsätzlich infektionsgefährdet ist, endet die Erste Hilfe allerdings nicht mit dem Anlegen eines Verbands. Jede Wunde soll von einem Arzt (innerhalb von sechs Stunden) beurteilt und endgültig versorgt werden. Außerdem ist zu prüfen, ob ein ausreichender Impfschutz gegen Wundstarrkrampf (Tetanus) gegeben ist (siehe auch Seite 93f.).

So helfen Sie richtig

- Ziehen Sie sich bei der Versorgung blutender Wunden zu Ihrem eigenen Schutz immer Einmalhandschuhe an.
- Öffnen Sie die Verpackung des Verbandpäckchens und entfalten Sie den Bindenanfang mit der Wundauflage.
- Legen Sie die Wundauflage auf die Wunde. Befestigen Sie
- die Wundauflage durch Umwickeln (ohne starken Zug) mit der Binde.
- Abschließend fixieren Sie den Verband durch Verknoten oder mit Pflasterstreifen. Notruf nicht vergessen!

VERBANDKASTEN UND HAUSAPOTHEKE

Die bisher beschriebenen Verbandstoffe befinden sich u. a. im Kfz-Verbandkasten, den Betriebsverbandkästen und sollten in jedem Haushalt – beispielsweise in der Hausapotheke – vorhanden sein.

Achtung

Nicht nur Ihr Auto braucht regelmäßig eine Inspektion, sondern auch Ihr Verbandkasten. Prüfen Sie regelmäßig den Inhalt Ihres Verbandkastens. Ist noch alles vollständig? Klebt das Pflaster noch? Sind Verfalldaten überschritten? Das Rote Kreuz, aber auch Apotheken sind Ihnen bei der Inspektion und beim Auffüllen Ihres Verbandkastens gern behilflich.

Zur Erinnerung – es gibt:

- Heftpflaster, Mullbinden und Dreiecktücher. Sie dienen der Befestigung von Wundauflagen.
- keimfreie Wundauflagen und Verbandtücher. Sie werden auf Wunden aufgelegt.
- Ein »Multitalent« ist das Verbandpäckchen. Es ist Wundauflage und Verband in einem.

Einen Überblick über den Inhalt des Kfz-Verbandkastens erhalten Sie im Anhang dieses Buchs (siehe Seite 216f.).
Was Sie in Ihrer Hausapotheke vorrätig haben sollten, erfahren Sie ebenfalls im Anhang (siehe Seite 218f.).

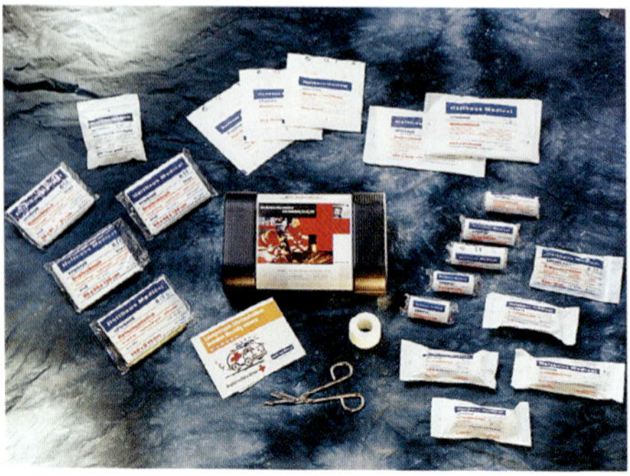

Die wichtigsten Verbandstoffe sollten Sie in Ihrer Hausapotheke und/oder in Ihrem Kfz-Verbandkasten vorrätig haben.

FREMDKÖRPER IN WUNDEN UND IN KÖRPERÖFFNUNGEN

FREMDKÖRPER IN WUNDEN

Fremdkörper in Wunden – z. B. Holz oder Glassplitter, aber auch größere Gegenstände – sollen von Ersthelfern grundsätzlich nicht entfernt werden. Es besteht sonst die Gefahr, dass zusätzliche Verletzungen an Nerven oder auch starke Blutungen entstehen.

So helfen Sie richtig

- Legen Sie vorsichtig eine oder mehrere Wundauflagen um den Fremdkörper. Achten Sie darauf, dass der Fremdkörper dabei nicht bewegt wird. Legen Sie gegebenenfalls noch Polstermaterial um den Fremdkörper und befestigen Sie alles mit einer Binde oder mit Heftpflaster.

- Der Fremdkörper wird so fixiert und kann von einem (Not-)Arzt oder im Krankenhaus sachgerecht entfernt werden.

FREMDKÖRPER IM AUGE

In den meisten Fällen geraten kleinste Fremdkörperchen, z. B. Staubteilchen, Insekten, Ruß o. Ä., in die Augen. Sie sind äußerst unangenehm, da sie eine Reizung der Bindehaut verursachen.
Seltener geraten Glas- oder Metallsplitter ins Auge. Sie verursachen einen brennenden Schmerz, das Auge ist gerötet und tränt. Manchmal sind auch Sehstörungen die Folge.
In beiden Fällen wird der Zustand oft durch Reiben der Augen noch verschlimmert.

Sind Chemikalien ins Auge geraten, muss das Auge mit viel Wasser ausgespült werden (siehe Seite 140). Auch wenn der Schmerz dadurch nachlässt, muss der Betroffene sofort zum Augenarzt!

So helfen Sie richtig

- Grundsätzlich sollen Fremdkörper im Auge nicht von Laienhelfern entfernt werden.
- Bedecken Sie das betroffene Auge mit einer keimfreien Wundauflage und verbinden Sie beide Augen vorsichtig mit einem undurchsichtigen Tuch (z. B. mit einer »Dreiecktuchkrawatte«, siehe hierzu Seite 85). Nur durch das Verbinden beider Augen erreichen Sie die Ruhigstellung des verletzten Auges und damit eine Schmerzlinderung.
- Bringen Sie den Betroffenen zum Entfernen des Fremdkörpers zum Augenarzt bzw. rufen Sie einen Krankenwagen.
- Die Betreuung des Betroffenen ist in diesem Fall besonders wichtig.

Staubteilchen o. Ä. lassen sich folgendermaßen entfernen:

- Bei **Fremdkörpern unter dem Oberlid** fordern Sie den Betroffenen auf, nach unten zu schauen. Dann ziehen Sie vorsichtig das Oberlid über das Unterlid und streifen es langsam ab. Der Fremdkörper wird von den Wimpern des Unterlids abgewischt.
- **Fremdkörper unter dem Unterlid** können Sie gegebenenfalls mit einem sauberen Tuch vorsichtig zur Nase hin wegwischen. Ziehen Sie dazu das Unterlid etwas nach unten.
- Führen diese Maßnahmen nicht zum Erfolg, ist ein Augenarzt aufzusuchen.

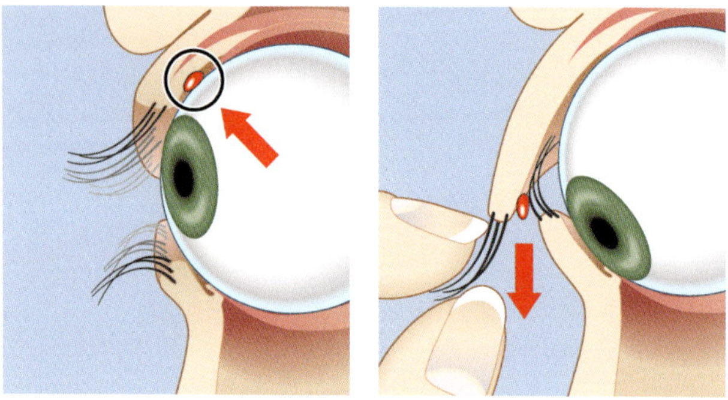

FREMDKÖRPER IN NASE UND OHREN

Fremdkörper in Nase und Ohren sind zwar meist nicht lebensgefährlich, aber äußerst unangenehm für die Betroffenen (oft Kinder). Daher kommt es vor allem auf die Betreuung und Beruhigung der (kleinen) Patienten an. Lassen Sie die Fremdkörper nur von einem Arzt entfernen und vermeiden Sie entsprechende Eigenversuche.

Es ist günstig, wenn Sie den Gegenstand beschreiben können oder ein Doppel des Gegenstands zum Arzt mitnehmen oder -geben. Das erleichtert dem Arzt die Arbeit.

BESONDERE VERLETZUNGEN UND BLUTUNGEN

NASENBLUTEN

Nasenbluten kommt vor allem bei Kindern häufiger vor. In den allermeisten Fällen ist die Blutung eher gering und harmlos.

So helfen Sie richtig

- Lassen Sie den Betroffenen den Kopf leicht vornüberbeugen, gegebenenfalls stützen Sie seinen Kopf.
- Legen Sie ihm kalte Umschläge, Eisbeutel oder Kältepackungen in den Nacken. Die Kühlung bewirkt auf dem Weg über die Nerven eine Verengung der Gefäße und damit die Blutstillung.
- Stopfen Sie ihm keinesfalls Watte, Mull o. Ä. in die Nase. Es ist günstiger, wenn das Blut nach außen abfließen kann. Keine Angst: Der Blutverlust ist meist gering.
- Bei starkem, anhaltendem oder häufiger auftretendem Nasenbluten ist eine Arztbehandlung notwendig (Notruf).
- Lagern Sie den Betroffenen dann in Bauchlage.

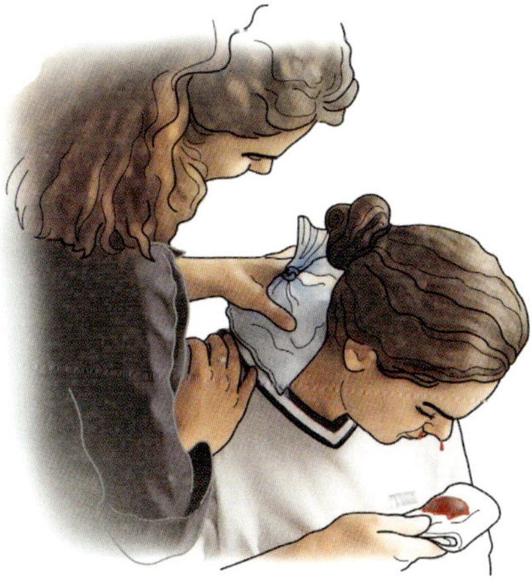

KRAMPFADERBLUTUNGEN

Krampfadern sind oberflächliche, meist gestaute Venen, vorwiegend an den Beinen. Krampfadern können durch äußere Gewalteinwirkung und (selten) auch spontan platzen. Es entsteht eine starke venöse Blutung, unter Umständen mit nachfolgendem Schock.

So helfen Sie richtig

- Lagern Sie das betroffene Bein sofort hoch und legen Sie einen Druckverband an (siehe Seite 67ff.).
- Eine Arztbehandlung ist notwendig. Bringen Sie den Betroffenen daher zum Arzt.
- Bei Symptomen eines Schocks (siehe Seite 63) bringen Sie den Betroffenen in die Schocklage (siehe Seite 64) und alarmieren Sie umgehend den Rettungsdienst.

HÄMORRHOIDALBLUTUNGEN

Hämorrhoiden sind Blutgefäße, die zum dreifachen Verschlusssystem des Enddarms gehören. Sie dichten den Darmausgang ab und verhindern das unkontrollierte Austreten von Darminhalt. Diese Gefäße am Übergang vom Mastdarm zum After können sich, bedingt durch Stress, falsche Ernährung, Schwangerschaften u.a., krankhaft erweitern und sogar nach außen wandern. Jucken und nässende Entzündungen sind erste Krankheitszeichen und sollten Anlass für einen Arztbesuch sein. Findet sich im Stuhlgang frisches Blut, ist Erste Hilfe notwendig – und spätestens jetzt eine Arztbehandlung.

So helfen Sie richtig

- Durch die ungewöhnliche Situation sind die Betroffenen oft »schockiert«. Deshalb ist das Beruhigen der Betroffenen zunächst besonders wichtig.
- Legen Sie den Betroffenen möglichst hin und lassen Sie ihn sich selbst einige sterile Wundauflagen auf den After (Blutungsstelle) drücken. Zusätzlich soll er die Gesäßbacken zusammenpressen.

- Zur endgültigen Versorgung ist eine Klinikeinweisung notwendig.

SCHUSSVERLETZUNGEN

Bei Schussverletzungen muss beachtet werden, dass sowohl eine Ein- als auch eine Ausschusswunde vorhanden sein können. Deshalb ist vorsichtig nach Ein- und Ausschusswunden zu suchen.

So helfen Sie richtig

- Verbinden Sie beide Wunden mit einem sterilen Verband.
- Maßnahmen gegen den Schock (siehe Seite 64) sind notwendig.
- Beachten Sie, dass die zwischen Ein- und Ausschusswunde bzw. die hinter einer Einschusswunde (bei einem Steckschuss) sich befindenden Organe – z. B. Lunge oder Bauchorgane – verletzt sein und damit entsprechende weitere Maßnahmen erforderlich werden können.
- Notruf: Alarmieren Sie den Rettungsdienst.

WUNDINFEKTIONEN UND TIERBISSE

TETANUSINFEKTION

Eine besonders gefürchtete Infektion bei Wunden ist der Wundstarrkrampf (Tetanus), hervorgerufen durch den Tetanuserreger. Eine solche Infektionsgefahr besteht auch bei einer »harmlos« erscheinenden, sehr kleinen Wunde, vor allem wenn sie mit Garten- oder Walderde verschmutzt ist. Einzige Vorbeugungsmaßnahme ist die Schutzimpfung. Daher sollte jeder, insbesondere Hundebesitzer, gegen Wundstarrkrampf geimpft sein.

Achtung
Prüfen Sie Ihren Impfschutz (Impfpass) bzw. fragen Sie Ihren Hausarzt, ob Ihr Impfschutz noch ausreicht, und lassen Sie sich gegebenenfalls neu impfen.

INFEKTION EINER TIERBISSWUNDE

Bisswunden, meist von Hunden, bedeuten immer eine große Infektionsgefahr. Durch den Biss werden Erreger aus dem Maul der Tiere in die Wunde übertragen. Hinzu kommt, dass das Gewebe im Wundbereich oft gequetscht ist und somit eine geringere Widerstandsfähigkeit gegen eindringende Keime hat.

So helfen Sie richtig

- Bisswunden müssen Sie immer **keimfrei verbinden** und anschließend sofort von einem Arzt versorgen lassen.

Tollwutinfektion

Eine inzwischen in Deutschland sehr seltene Zusatzgefahr bei Bissen ist die Tollwutinfektion. Nur wenn jemand von einem Tier gebissen

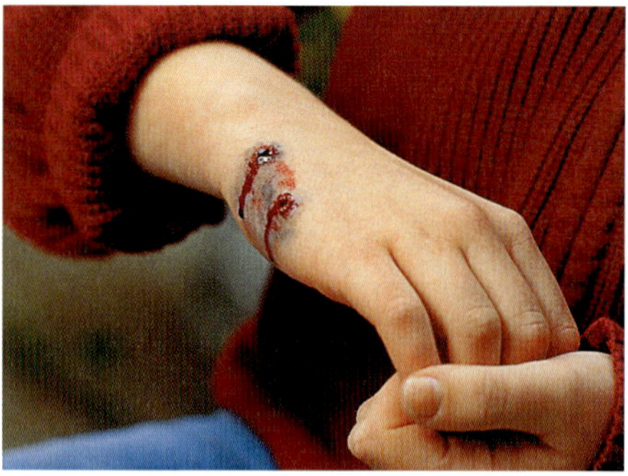

Bei einer Bisswunde besteht eine große Infektionsgefahr durch Erreger aus dem Maul des Tieres. Deshalb muss man unbedingt sofort zu einem Arzt.

wurde, bei dem Tollwutverdacht besteht (auffälliges, aggressives Verhalten, bisweilen Schaum vor dem Maul), sollten Sie die Wunde sofort mit einer Seifenlösung oder mit Spülmittel auswaschen. Sie können damit bereits den größten Teil der Erreger unschädlich machen. Anschließend muss der Betroffene sofort in ärztliche Behandlung.

GEFAHREN DURCH ZECKEN

In weiten Teilen Europas lauert der Gemeine Holzbock, wie die Zecke auch genannt wird, nicht etwa auf Bäumen, sondern im Unterholz und auf Gräsern. Beim Vorbeigehen werden die Zecken abgestreift und gelangen so auf die Haut von Mensch und Tier. Der dann folgende Zeckenstich (fälschlich oft auch als »Zeckenbiss« bezeichnet), mit dem sich die Zecke in die Haut bohrt, wird meist gar nicht wahrgenommen. Die Zecke nimmt ein Vielfaches ihres Gewichts an Blut auf, das sie in einer Art Blase auf dem Rücken speichert. Je nach Zecken-Art kann diese die Größe einer Erbse erreichen. Bei diesem Prozess werden die Erreger verschiedener gefährlicher Krankheiten (siehe unten) auf den Menschen übertragen. Anschließend löst sich die Zecke wieder und fällt ab.

Schutz gegen Zecken

- Tragen Sie bei Waldspaziergängen geschlossene Kleidung, vor allem lange Hosen. Meiden Sie das Unterholz sowie hohes Gras.
- Zecken krabbeln auf die Kleidung und suchen nach zugänglichen weichen Hautbereichen. Deshalb sollten Sie Ihre Kleidung nach dem Verlassen des Waldes ausschütteln und später Ihren Körper gründlich nach Zecken absuchen.
- Entfernen Sie Zecken möglichst schnell. (Borrelien z. B. lassen sich Zeit, bis sie in die Wunde wandern.)

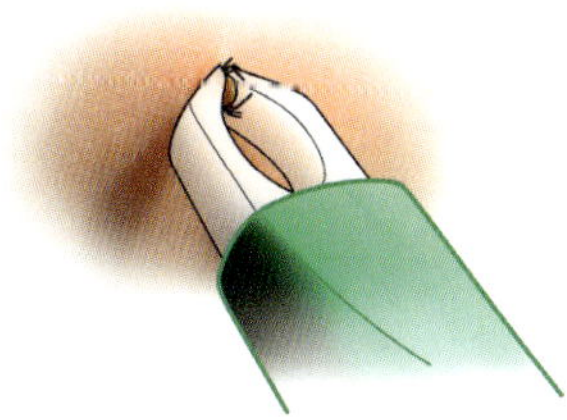

Wie werden Zecken entfernt?

Wenn Sie trotz aller Vorsichtsmaßnahmen eine Zecke erwischt hat, gilt es, sie so schnell wie möglich zu entfernen. Vergessen Sie Empfehlungen, die mit Klebstoff oder Öl zu tun haben. Die Zecke würde im Todeskampf die Erreger erst recht abgeben. Solche Mittel können den Schaden nur vergrößern. Nehmen Sie eine Pinzette oder besser eine Zeckenzange (gibt es in der Apotheke und in Zoo-/Tierfachgeschäften), fassen Sie die Zecke möglichst dicht über der Haut und ziehen Sie sie mit gleichmäßigem Zug und gegebenenfalls unter Drehung heraus. Es dürfen keine Rückstände in der Wunde verbleiben. Gehen Sie zum Arzt, vor allem wenn Sie die unten beschriebenen Erscheinungen (ringförmige Hautrötung usw.) feststellen.

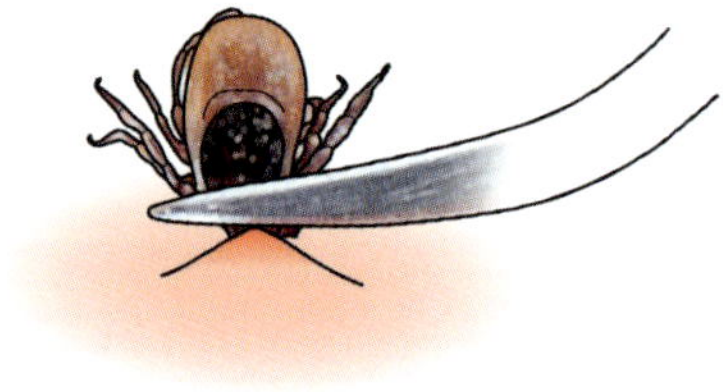

Maßnahmen bei Borreliose

Die am häufigsten von Zecken übertragene Krankheit in Europa ist die Lyme-Borreliose. In Deutschland erkranken jährlich ca. 30 000 bis 40 000 Menschen daran. Spiralförmige Bakterien, die Borrelien, sind verantwortlich für die Erkrankung. Doch nicht in allen Gebieten Europas, in denen Zecken vorkommen, sind die Zecken auch infektiös und übertragen mit ihrem Stich diese Krankheitserreger.

- **Symptome:** Ein typisches Zeichen, mit dem sich eine Infektion bereits früh bemerkbar macht, ist eine von der Einstichstelle ausgehende ringförmige Hautrötung. Eine Erkrankung deutet sich durch Abgeschlagenheit, Fieber sowie Kopf-, Muskel- und Gelenkschmerzen an. Im weiteren Verlauf kann es auch zu Nerven-, Augen- oder Herzmuskelentzündungen mit Rhythmusstörungen kommen. Noch Monate bis Jahre nach der Infektion sind Gelenkentzündungen oder auch eine Gehirnentzündung möglich.

- Mit der frühzeitigen Einnahme von Antibiotika ist die Borreliose gut zu behandeln. Ist die Erkrankung bereits fortgeschritten (späte Diagnose), müssen die Antibiotika hoch dosiert über einen längeren Zeitraum verabreicht werden – teils in Form einer Infusionstherapie.
- An einer Impfung gegen Borreliose wird derzeit noch geforscht.

FSME vorbeugen

Die zweite Erkrankung, die Zecken in Deutschland und in Europa übertragen können, ist die durch Viren ausgelöste Frühsommermeningoenzephalitis (FSME). Die Viren, die beim Stich einer infizierten Zecke übertragen werden, können das zentrale Nervensystem befallen und eine unterschiedlich schwer verlaufende Form der Hirn- bzw. Hirnhautentzündung hervorrufen. Allerdings trifft diese Erkrankung in Deutschland nur etwa 150 Menschen jährlich. Ein bis zwei Prozent davon sterben. Auch sind infizierte Zecken im Unterschied zur Borreliose auf bestimmte Risikogebiete beschränkt. In Deutschland sind dies v. a. Baden-Württemberg und Bayern und der Süden Hessens. Aber auch in den südlichen und östlichen europäischen Nachbarländern kommen regional infizierte Zecken vor.

- Im Gegensatz zur Borreliose handelt es sich bei der FSME um eine durch Viren verursachte Erkrankung, die, wenn sie erst einmal ausgebrochen ist, kaum ursächlich behandelt werden kann. Besonders wichtig ist daher, dass Personen, die sich in Risikogebiete begeben, Zeckenstichen vorbeugen (siehe oben) und sich zusätzlich rechtzeitig einer FSME-Schutzimpfung unterziehen.
- Die FSME-Impfung besteht aus zwei Teilimpfungen im Abstand von mindestens 14 Tagen. Damit ist bereits ein 95-prozentiger Schutz erreicht. Für einen anhaltenden Schutz – 99 Prozent über mehrere Jahre – muss nach etwa neun bis zwölf Monaten eine dritte Impfung erfolgen.

SCHLANGENBISSE

Schlangenbisse sind in unseren Breiten (aber auch im europäischen Ausland) sehr seltene Verletzungen. Zu erkennen sind in der Regel zwei, manchmal auch vier stecknadelkopfgroße leicht blutende Wunden. Die Wunden schmerzen sehr stark.
Ziel der Ersten Hilfe muss es sein, die Ausbreitung des Schlangengifts im gesamten Körper zu verhindern.

So helfen Sie richtig

- Da ein Schlangenbiss meist in Arm oder Bein erfolgt, sollte der Betroffene sich sofort absolut ruhig hinlegen (angesichts der Situation nicht ganz einfach) und den verletzten Arm oder das Bein herabhängen lassen.
- Mit einem Tuch (am besten einem Dreiecktuch, falls zur Hand) legen Sie am Oberarm oder am Oberschenkel eine Umschnürung an, sodass das Blut gestaut wird. Dabei wird das Tuch nur so weit zugezogen, dass die Venen geschlossen sind, die Arterien aber geöffnet bleiben. Der Puls bleibt dabei tastbar.
- Mit der Stauung wird das Einschwemmen des Gifts in den Kreislauf verhindert. Gleichzeitig lässt in der Muskulatur die Giftwirkung langsam nach.
- Der Betroffene muss – möglichst liegend – in ein Krankenhaus gebracht werden.
- Notruf: Alarmieren Sie den Rettungsdienst.

Kapitel 6

SPORTVERLETZUNGEN UND KNOCHENBRÜCHE

VON BLUTERGÜSSEN BIS ZUM RIPPENBRUCH

Zerrungen, Verstauchungen, Blutergüsse – oft trifft es die »Hobbysportler«, die sich nicht richtig aufgewärmt haben. Aber auch im Alltag kann man unversehens umknicken – und schon ist es passiert.

Der Stütz- und Bewegungsapparat des Menschen besteht aus Knochen, Gelenken, Muskeln, Sehnen und Bändern. Durch bestimmte Knochen, beispielsweise die Schädelknochen oder die Knochen des Brustkorbs, werden darüber hinaus wichtige Organe geschützt. Bei einem (Sport-)Unfall kann es durch ungünstige mechanische Einwirkungen zu Knochenbrüchen oder zu Verletzungen der Gelenke und Weichteile kommen.

Dieses Kapitel gibt Ihnen in der ersten Hälfte einen Überblick über die Maßnahmen bei Verletzungen, die meist – aber nicht ausschließlich – beim Sport geschehen. Im zweiten Teil werden die schweren Knochenverletzungen – alle Arten von Brüchen – behandelt.

TYPISCHE SPORTVERLETZUNGEN

Zu den typischen Sportverletzungen zählen: Zerrungen, Muskelfaserrisse, Muskelrisse, Bänderdehnungen, Bänderrisse, Blutergüsse in der Muskulatur und anderes mehr.
Wer hat sich nicht schon mal beim Sport oder in der Freizeit eine der häufigen vorgenannten Verletzungen im Bereich der Muskeln, Bänder und Gelenke zugezogen? Um Missverständnissen vorzubeugen: Die beschriebenen Verletzungen können jederzeit, d. h. bei unseren täglichen Verrichtungen, am Arbeitsplatz und in der Freizeit, auftreten; sie kommen allerdings beim Sport entsprechend häufiger vor.

URSACHEN VON SPORTVERLETZUNGEN

Alle genannten Verletzungsmuster haben gemeinsame Ursachen: Sie entstehen durch Gewalteinwirkungen auf den Bewegungsapparat, also auf Knochen, Gelenke, die Muskulatur, Sehnen und Bänder.
Durch einen Gegenspieler bei Mannschaftssportarten, aber auch durch falsche Bewegungen oder Belastungen ohne Fremdeinwirkung kann eine Verletzung entstehen.
So können z. B. das Umknicken im Fußgelenk, die plötzliche Belastung der Muskeln, z. B. beim Sprint (oft bei nicht ausreichend aufgewärmter Muskulatur oder bei Übermüdung), zu Zerrungen oder gar ausgedehnten Verletzungen an Muskeln (Muskelfaserriss), Sehnen und Bändern, insbesondere im Bereich von Gelenken, führen.

TYPISCHE SYMPTOME

Nahezu alle genannten Verletzungsmuster nach Gewalteinwirkungen auf den Bewegungsapparat sind von Blutungen in das betroffene Gewebe bzw. das betroffene Gelenk begleitet. Es entsteht ein Bluterguss (Hämatom) im Gewebe oder im Bereich der Gelenkkapsel. Für den Ersthelfer, dem eine Differenzialdiagnose meist nicht möglich ist, stellen sich Verletzungen wie Prellungen, Zerrungen, Muskelfaserrisse, Bänderdehnungen und -risse, Stauchungen usw. zwar unterschiedlich in der Intensität, aber vergleichbar in den allgemeinen Erkennungszeichen dar.

- Im Vordergrund der Symptomatik steht der unmittelbar eintretende, oft starke Schmerz.
- Es kommt zu Kraftlosigkeit der betroffenen Muskelregion mit Bewegungseinschränkungen oder gar Bewegungsunfähigkeit.
- Durch die meist eintretende Blutung ins Gewebe entsteht eine Schwellung und eine damit verbundene Druckempfindlichkeit.
- Eine genauere und differenzierte Diagnose ist durch den Ersthelfer meist nicht möglich und auch nicht notwendig. Sie wird später von einem Arzt gestellt. Bedeutsam ist die sofortige richtige Erste Hilfe, sie kann den gesamten Heilungsverlauf günstig beeinflussen und weitergehende Schädigungen verhindern. Dafür gibt es eine einfache Formel:

Pause
Eis
Compression
Hochlagerung

MASSNAHMEN BEI SPORTVERLETZUNGEN

So helfen Sie richtig

- Zunächst sollte man jede sportliche Aktivität sofort abbrechen. Die betroffene Körperregion wird ruhiggestellt.
- Entscheidende Bedeutung für den weiteren Behandlungs- und Heilungsverlauf hat die sofortige Kühlung. Dazu bringen Sie z. B. Fertigkältepackungen, Eisbeutel oder einfach kalte Umschläge auf die betroffene Region auf.

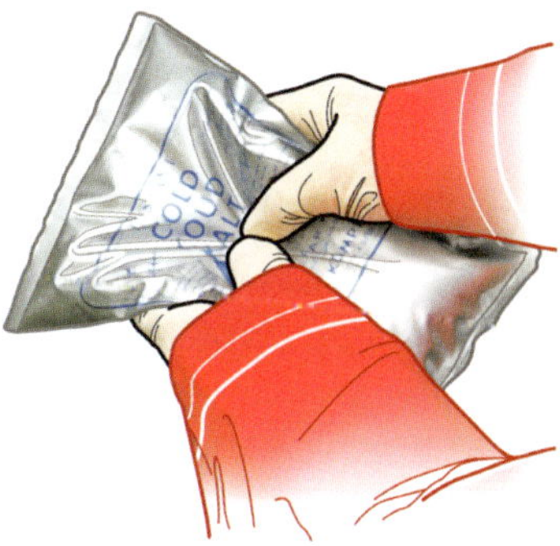

- **Kältepackungen oder Eisbeutel** dürfen Sie **nie direkt auf die Haut** legen. Immer erst ein Tuch oder ein paar Bindengänge einer Kompressionsbinde bzw. Mullbinde auf die Haut aufbringen und die Kältepackung darauf geben.
- Wenn die Kühlung wirksam sein soll, muss anhaltend und tiefenwirksam gekühlt werden. Die **erste Kühlphase** sollte daher **mindestens 30 bis 45 Minuten** dauern; danach noch einige Zeit sporadisch weiterkühlen. Die Kühlung unterbindet das Einbluten ins Gewebe und lindert die Schmerzen.
- Befestigen Sie die Kühlpackung am besten mittels eines Kompressionsverbands, möglichst mit einer **Kurzzug-Elastikbinde oder Mullbinde**.
- Zur Unterstützung der Blutstillung sollte die betroffene Körperregion **hochgelagert** und möglichst wenig, höchstens behutsam bewegt werden.
- Anschließend muss der Betroffene zur genauen Diagnose in ärztliche Behandlung.

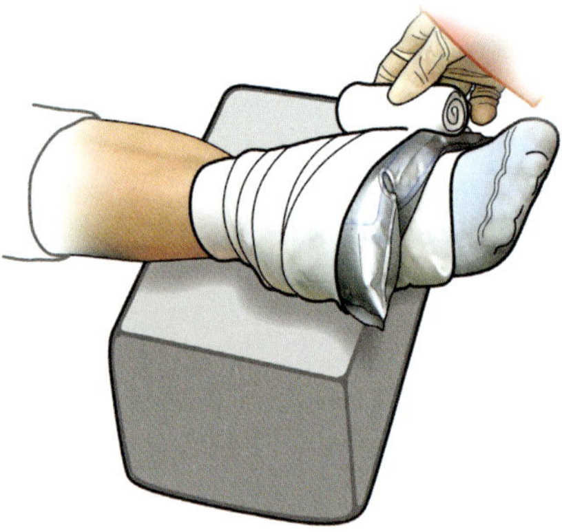

Sofort kühlen

Jede Minute Verzögerung verlängert den Heilungsverlauf um einen Tag! Wenn das Entstehen eines ausgedehnten Blutergusses durch sofortiges und nachhaltiges Kühlen verhindert werden kann, wird dadurch der gesamte Heilungsverlauf verbessert und beschleunigt.

GELENKVERLETZUNGEN

Durch Gewalteinwirkungen auf Gelenke können Verstauchungen, Verrenkungen, Bänderrisse oder auch Gelenkbrüche (zu Knochenbrüchen siehe Seite 104ff.) entstehen. Durch die Verletzung von Blutgefäßen entwickeln sich gelegentlich beträchtliche Schwellungen. Die Beweglichkeit ist eingeschränkt. Gelenkverletzungen sind sehr schmerzhaft. Grundsätzlich unterscheidet man zwischen Verstauchung und Verrenkung.

Verstauchung und Verrenkung

- Bei einer Verstauchung (Distorsion) werden die Gelenkteile mit Gewalt gegeneinander verschoben oder kurzzeitig voneinander getrennt. Dabei werden die Bänder, die die Gelenkkapsel bilden, oft erheblich überdehnt. Blutgefäße werden verletzt, und es bildet sich eine Schwellung.
- Die Verrenkung (Luxation) ist eine Trennung und Verschiebung der Gelenkteile. Die gegeneinander verschobenen Gelenkteile nehmen ihre ursprüngliche Stellung nicht wieder ein, sie bleiben in einer abnormen Stellung.

Gelenkverletzungen im Überblick

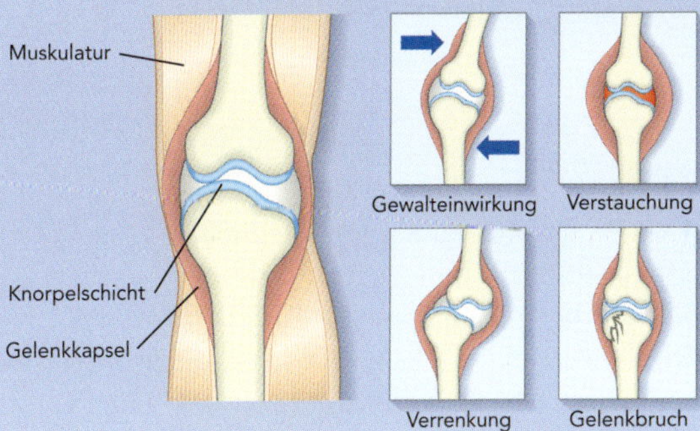

MASSNAHMEN BEI GELENKVERLETZUNGEN

So helfen Sie richtig

- Keinesfalls sollten Sie bei Gelenkverletzungen selbstständig Einrenkversuche unternehmen! Verrenkte Gelenke dürfen nur von einem Arzt eingerenkt werden!
- Das verletzte Gelenk nicht mehr belasten, sondern mit entsprechenden Mitteln kühlen (siehe Seite 101f.), ruhigstellen und gegebenenfalls erhöht lagern. Achtung: Vereisungssprays eignen sich nicht für eine tiefenwirksame und anhaltende Kühlung von Muskel- und Gelenkverletzungen. Sie können sogar Erfrierungen bewirken.
- Der Betroffene muss zum Arzt, damit eine sichere Diagnose gestellt und er entsprechend behandelt werden kann. Nur der Arzt kann Verletzungen wie einen Bänderriss oder Gelenkbruch ausschließen.

Wichtig

Schmerzen, ein »Alarmsignal« des Körpers, dürfen Sie auf keinen Fall ignorieren. Also: Ein verstauchtes Gelenk nicht mehr belasten und unklare Befunde immer erst vom Arzt abklären lassen. Sie riskieren sonst einen noch schlimmeren Schaden.

KNOCHENBRÜCHE

Aufbau der Knochen

Knochen, Gelenke, Muskeln, Sehnen und Bänder bilden gemeinsam den Stütz- und Bewegungsapparat des Menschen. Bestimmte Knochen, wie die Schädelknochen oder die Knochen des Brustkorbs, schützen wichtige Organe. Alle Knochen sind ähnlich aufgebaut. Sie bestehen außen aus der kompakten Knochenrinde, die nach innen in ein feines Gitterwerk aus Knochenbälkchen übergeht. Diese verleihen dem Knochen seine Stabilität. Große Röhrenknochen sind im Inneren hohl (Markhöhle). Das Innere der Knochen ist mit Knochenmark ausgefüllt. Außen sind die Knochen von der Knochenhaut umgeben. Sie ist mit Empfindungsnerven versehen; dadurch kommt es bei Verletzungen der Knochen zu starken Schmerzen. Die Gelenkflächen der Knochen sind mit Gelenkknorpel überzogen.

Geschlossene und offene Brüche

Ein Knochenbruch (Fraktur) entsteht meist durch Gewalteinwirkung, z. B. durch einen Sturz oder eine Verdrehung. Selten sind sogenannte spontane Knochenbrüche, z. B. Ermüdungsbrüche nach Überlastung oder durch Knochenkrankheiten. Grundsätzlich wird zwischen geschlossenen und offenen Brüchen unterschieden.

Das menschliche Skelett

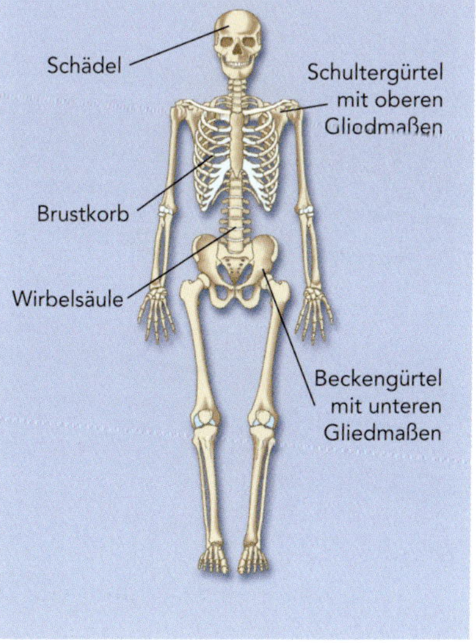

- Beim geschlossenen Bruch besteht keine äußere Wunde und damit keine primäre Infektionsgefahr.
- Beim offenen Bruch dagegen befindet sich im Bruchbereich eine Wunde: Haut und Muskeln sind verletzt. Gelegentlich ist der Knochen frei-

gelegt und in der Wunde auch erkennbar. Es besteht erhebliche Infektionsgefahr mit Komplikationen und negativen Auswirkungen auf den Heilungsprozess.

Typische Symptome

- Häufig entsteht im Bereich der Bruchstelle durch die Verletzung von Blutgefäßen eine Schwellung.
- Die Betroffenen haben starke Schmerzen im Bereich der Bruchstelle. Sie werden die betroffene Körperregion gar nicht oder nur eingeschränkt bewegen können bzw. Bewegungen vermeiden und eine »Schonhaltung« einnehmen.
- Typische Symptome für einen Knochenbruch sind abnorme Lage oder abnorme Beweglichkeiten im Bruchbereich sowie Verkürzungen von Gliedmaßen.
- Bisweilen bestehen offene Wunden, in denen gegebenenfalls Knochenteile erkennbar sind.

Geschlossene und offene Beinbrüche

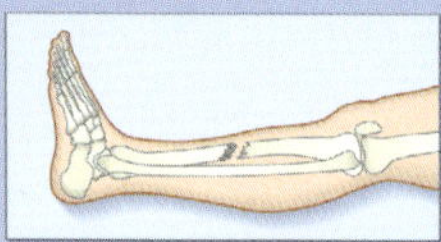

Geschlossener Beinbruch (Haut im Bruchbereich nicht verletzt, keine Wunde vorhanden)

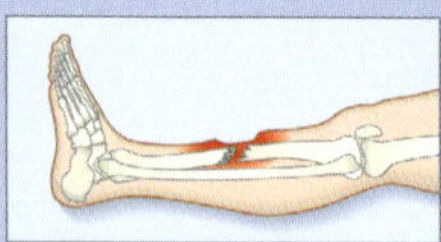

Offener Beinbruch (mit Wunde im Bereich des Knochenbruchs)

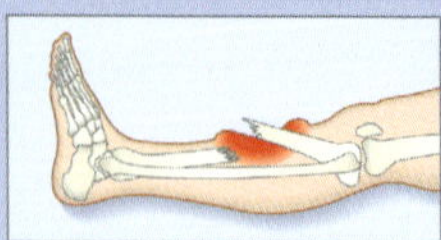

Offender Beinbruch (mit Durchspießung)

Die Gefahr bei Knochenbrüchen

Die Gefahr bei Knochenbrüchen besteht darin, dass durch den Unfall selbst, aber auch durch unnötige Bewegungen im Nachhinein Nerven und Blutgefäße verletzt werden können. Durch die Schmerzen und das oft unterschätzte Einbluten ins Gewebe kann sich schnell ein Schock entwickeln – und dies bedeutet Lebensgefahr.

MASSNAHMEN BEI KNOCHENBRÜCHEN (BEIN)

Verletzte mit Verdacht auf einen Knochenbruch sollen möglichst wenig bewegt werden. Wenn dort, wo sich der Betroffene befindet, keine unmittelbare Lebensgefahr für ihn besteht, sollte er bis zum Eintreffen des Rettungsdienstes nicht unnötig bewegt oder verlagert werden. Falls sich der Verletzte allerdings in einer Gefahrenzone befindet, müssen Sie ihn zunächst aus dieser retten (siehe dazu den Rettungsgriff, Seite 14ff.).

So helfen Sie richtig

- **Offene Brüche** bedecken Sie wegen der Infektionsgefahr sofort **mit einem keimfreien Wundverband**. Dazu verwenden Sie am besten Wundauflagen oder Verbandtücher aus dem Verbandkasten.
- Den Bruchbereich müssen Sie über die angrenzenden Gelenke hinaus mit geeignetem weichem Polstermaterial **ruhigstellen.**
- Zur behelfsmäßigen Ruhigstellung, z. B. eines Beins, eignen sich Materialien wie zusammengerollte Decken oder Kleidungsstücke, Kissen, Taschen usw., die sich meist an der Unfallstelle organisieren lassen. Mit diesen Materialien **umpolstern Sie den gebrochenen Körperteil** vorsichtig und **belassen ihn so in der vorgefundenen Lage**. Weitere Maßnahmen sind dem Rettungsdienst zu überlassen. Notruf!
- **Bei geschlossenen Brüchen** entwickelt sich durch Blutungen ins Gewebe oft eine Schwellung. Um dies zu verhindern, sollte man den Bruchbereich vorsichtig mit kalten Umschlägen, Eisbeuteln

oder fertigen Kältepackungen (sogenannte Cool-Packs) **kühlen** (siehe auch Seite 101f.). Damit reduzieren Sie das Einbluten ins Gewebe und lindern zudem die Schmerzen.

- Notruf: Alarmieren Sie den Rettungsdienst. Oder bitten Sie eine zweite Person, den Rettungsdienst anzurufen.
- Decken Sie den Verletzten zu und **betreuen** Sie ihn, bis der Rettungsdienst eintrifft.
- Wenn sich ein Schock entwickelt, legen Sie den Verletzten flach auf den Boden, allerdings ohne seine Beine erhöht zu lagern.

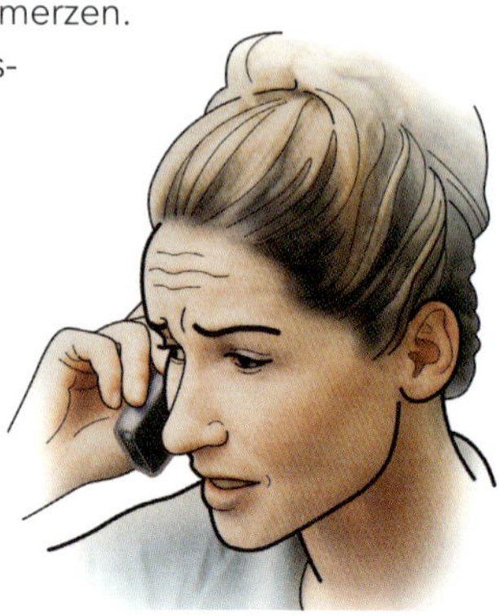

MASSNAHMEN BEI HAND-, ARM- UND SCHULTERBRÜCHEN

Bei Knochenbrüchen im Schulterbereich – Schlüsselbein und Schultergelenk –, aber auch bei Brüchen am Arm und an der Hand wird der Betroffene zunächst seinen verletzten Arm und die Schulter mit der unverletzten Hand fest an seinen Körper halten. Er vermeidet damit Bewegungen des Bruchbereichs und lindert auf diese Weise seine Schmerzen.

Zur Ruhigstellung bei Hand-, Arm- und Schulterbrüchen sind zwei Dreiecktücher (aus dem Kfz-Verbandkasten) erforderlich.

So helfen Sie richtig

- **Offene Brüche** sollten mit **Wundauflagen** bedeckt werden. **Geschlossene Brüche werden gekühlt**, da sich meist Schwellungen entwickeln.
- Legen Sie ein Dreiecktuch vorsichtig so unter den verletzten Arm bzw. die Hand, dass Sie ein Ende so weit zur Schulter ziehen können, bis die Spitze am Ellbogen liegt.

- Schlagen Sie das zweite Ende des Dreiecktuchs über den Arm zur Schulter (auf die unverletzte Seite) und verknoten Sie die beiden Enden seitlich auf der Schulter. Achten Sie darauf, dass Unterarm und Hand bis zu den Fingerspitzen im Dreiecktuch liegen.
- Bei Unterarmbrüchen – Elle, Speiche und Handgelenk – können Sie dem Betroffenen zur zusätzlichen Stabilisierung noch eine fest zusammengefaltete Zeitung (ca. fünf Zentimeter breit) unter den Arm legen.
- Die Spitze des Dreiecktuchs drehen Sie am Ellbogen etwas ein und stecken sie dort fest.
- Legen Sie ein zweites Dreiecktuch zur »Krawatte« und umknoten Sie damit den Brustkorb und das Armtragetuch über dem Unterarm. So ist der gebrochene Arm fest am Körper ruhiggestellt.
- Notruf: Alarmieren Sie den Rettungsdienst. Oder bitten Sie eine zweite Person, den Rettungsdienst anzurufen.
- Bleiben Sie bei dem Verletzten und betreuen Sie ihn, bis der Rettungsdienst eintrifft.
- Bei Schock halten Sie den Verletzten mit der Rettungsdecke warm.

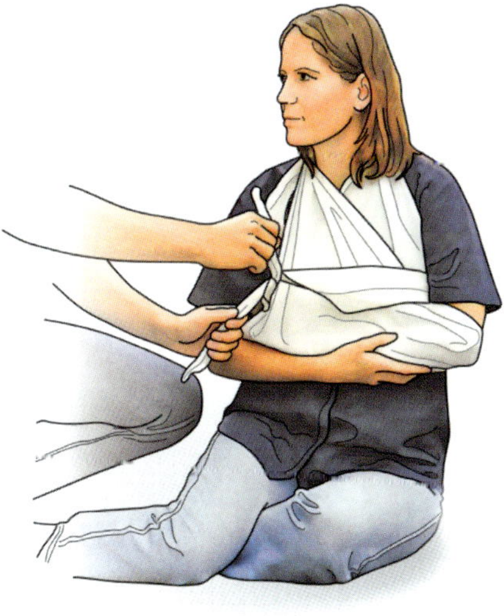

MASSNAHMEN BEI EINEM RIPPENBRUCH

Ein Verletzter mit einem Rippenbruch wird wegen seiner starken Schmerzen flach atmen und versuchen, seinen Oberkörper aufzurichten. Eventuell wird er auch unter Atemnot leiden.

So helfen Sie richtig

- Lagern Sie den Betroffenen mit erhöhtem Oberkörper auf die verletzte Körperseite. Dies stellt die verletzte Brustkorbseite etwas ruhig und lindert die Schmerzen.
- Notruf: Alarmieren Sie den Rettungsdienst.
- Ist auch die Lunge verletzt, besteht Lebensgefahr. Lagern Sie dann den Verletzten eventuell halb sitzend, sodass er sich anlehnen und mit den Armen nach hinten abstützen kann (siehe »Brustkorbverletzungen«, Seite 77f.). Dadurch wird sein Schultergürtel angehoben und die Atmung erleichtert (zur eventuell notwendigen Verlagerung eines Verletzten siehe Seite 78f.).
- Decken Sie den Betroffenen zu, beruhigen und betreuen Sie ihn, bis der Rettungsdienst eintrifft.

MASSNAHMEN BEI EINEM BECKENBRUCH

Starke Schmerzen im Unterbauch und Bewegungsunfähigkeit der Beine nach einer schweren Gewalteinwirkung im Beckenbereich deuten auf einen Beckenbruch hin. Wegen möglicherweise bestehenden starken inneren Blutungen ist mit zunehmendem Schock zu rechnen.

So helfen Sie richtig

- Bewegen Sie den Verletzten möglichst nicht.
- Die vom Betroffenen oft leicht angezogenen Beine können Sie mit einer Knierolle etwas abstützen (siehe dazu auch »Bauchverletzungen«, Seite 76).
- Notruf: Alarmieren Sie schnellstens den Rettungsdienst. Oder veranlassen Sie eine zweite Person dazu.
- Decken Sie den Verletzten zu (am besten mit der Rettungsdecke

aus dem Kfz-Verbandkasten) und betreuen Sie ihn, bis der Rettungsdienst eintrifft.

MASSNAHMEN BEI EINEM WIRBELSÄULENBRUCH

Stürze aus größerer Höhe, Kopfsprünge in flache bzw. unbekannte Gewässer oder auch Mofa- und Motorradunfälle sind typische Unfallereignisse, die einen Bruch der Wirbelsäule verursachen können. Im Wirbelkanal der Wirbelsäule befindet sich das Rückenmark mit den wichtigen Nervenverbindungen vom Gehirn zu den verschiedenen Körperregionen und Organen. Ist durch den Bruch der Wirbelsäule auch das Rückenmark beschädigt, kann es zu der gefürchteten Querschnittslähmung kommen. Dabei treten von der Bruchstelle an abwärts Lähmungserscheinungen auf. Dies ist jedoch nicht zwangsläufig so, sondern nur bei etwa jeder fünften Wirbelsäulenverletzung.

Wichtig
Unterlassen Sie Sprünge in unbekannte Gewässer! Der Badeunfall ist immer noch eine häufige Ursache für Wirbelsäulenbrüche mit Querschnittslähmung.

Typische Symptome eines Wirbelsäulenbruchs

- Hat ein Verunglückter nach einem entsprechenden Unfall starke Rückenschmerzen und kann seinen Körper kaum noch bewegen, dann müssen Sie an einen Wirbelsäulenbruch denken.
- Wenn das Rückenmark betroffen ist, sind meist Lähmungserscheinungen mit Gefühllosigkeit und eine Bewegungsunfähigkeit von Armen und/oder Beinen feststellbar.
- Ist der Betroffene bewusstlos, kann nur anhand der Unfallsituation eine Wirbelsäulenverletzung vermutet werden. Es sind auch dann vorrangig die lebensrettenden Sofortmaßnahmen durchzuführen.

Merke
Lassen Sie Betroffene in solchen Fällen nicht allein. Der Verletzte hat Angst, dass er gelähmt sein könnte. Sie müssen ihn beruhigen und betreuen.

So helfen Sie richtig

- Wenn keine zusätzliche Lebensgefahr besteht, belassen Sie den Betroffenen in der vorgefundenen Lage und bewegen Sie ihn nicht unnötig. (Der Rettungsdienst verfügt über Möglichkeiten, Wirbelsäulenverletzte optimal zu stabilisieren und gefahrlos zu transportieren.)
- Notruf: Alarmieren Sie sofort den Rettungsdienst.
- Decken Sie den Betroffenen zu und betreuen Sie ihn.
- Sind die Vitalfunktionen durch Bewusstlosigkeit, Atem- oder Herz-Kreislauf-Stillstand bedroht, müssen Sie die lebensrettenden Sofortmaßnahmen – stabile Seitenlage (siehe Seite 42ff.), Beatmung (siehe Seite 50ff.) usw. – durchführen.

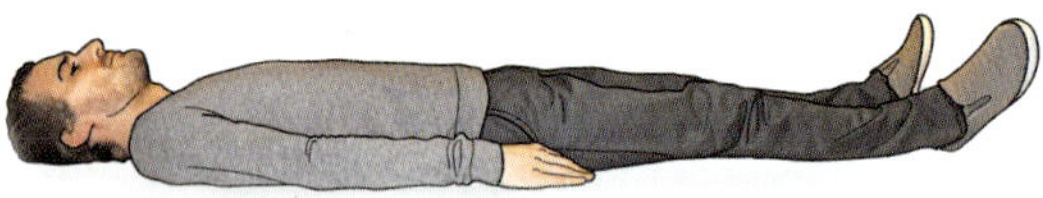

Merke
Keinesfalls dürfen lebenserhaltende Maßnahmen, wie die Rettung Verunglückter bei Zusatzgefahren, das Abnehmen des Helms bei verunglückten Motorradfahrern oder das Herstellen der stabilen Seitenlage, wegen des Verdachts auf eine Wirbelsäulenverletzung unterbleiben.

Kapitel 7

THERMISCHE SCHÄDIGUNGEN

BEI HITZE UND KÄLTE

Hitze und Kälte, aber auch andere Klimafaktoren (etwa Luftfeuchtigkeit, Sonnenbestrahlung, Wind) können den menschlichen Organismus (positiv oder negativ) beeinflussen, aber auch direkte Schädigungen verursachen.

Dieses Kapitel beschreibt die wichtigsten Schädigungen durch thermische Einwirkung und erläutert die Erste Hilfe bei Hitzeschädigungen, Unterkühlung/Erfrierungen sowie bei Verbrennungen/Verbrühungen.

Das Kapitel schließt mit den »Maßnahmen bei Sonnenbrand«, die auch Tipps zur Vorbeugung – insbesondere zur Vorbeugung gegen Sonnenbrand bei Kindern – enthalten.

SCHÄDIGUNGEN DURCH HITZE

ERSTE HILFE BEI HITZEERSCHÖPFUNG

Eine Hitzeerschöpfung entsteht z. B. durch körperliche Anstrengung (bei der Arbeit, beim Sport) meist bei Hitze und unzureichender Flüssigkeitsaufnahme. Der Körper verliert durch Schwitzen große Mengen Flüssigkeit und Mineralstoffe. Dies bewirkt eine extreme Kreislaufbelastung, die unter Umständen zum Kreislaufzusammenbruch, dem sogenannten Kreislaufkollaps, führt.

Typische Symptome

- Der Betroffene bricht plötzlich geschwächt zusammen. Er sieht blass aus, fröstelt und hat einen schnellen, schwachen Puls.

So helfen Sie richtig

- Lagern Sie den Betroffenen sofort flach und decken Sie ihn zu.
- Ist das Bewusstsein erhalten, geben Sie ihm Flüssigkeit zu trinken. Ideal sind »isotonische Sportdrinks«, Mineralwasser (mit Apfelsaft), Wasser, Tee o. Ä. (keine alkoholischen Getränke!).

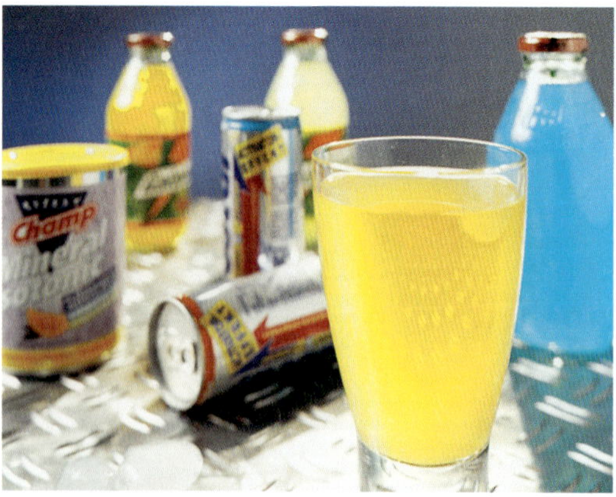

Geeignet bei Hitzeerschöpfung und Hitzschlag: kühle (nicht eisige) isotonische Getränke.

- Sorgen Sie für längere Körperruhe. Der Betroffene sollte einige Zeit Anstrengungen vermeiden.
- Bei Bewusstlosigkeit müssen Sie die entsprechenden Maßnahmen (stabile Seitenlage, siehe Seite 42f.) durchführen und den Rettungsdienst alarmieren.

ERSTE HILFE BEI HITZSCHLAG

Ein Hitzschlag beruht auf einem Wärmestau im Körper. Bei feucht-schwüler Witterung, körperlicher Anstrengung und unzweckmäßiger Kleidung stellt der Körper die Schweißbildung ein und kann dann nicht genügend Wärme abführen.

Typische Symptome

- Der Betroffene hat eine trockene rote und warme Haut sowie einen hochroten Kopf.
- Schwindel und Bewusstseinstrübung bis hin zur Bewusstlosigkeit sind möglich.

So helfen Sie richtig

- Bringen Sie den Betroffenen an einen kühlen, schattigen Ort.
- Lagern Sie die vom Hitzschlag betroffene Person mit erhöhtem Oberkörper und öffnen bzw. entfernen Sie ihre Kleidung.
- Kühlen Sie den überhitzten Körper langsam ab. Hierzu bringen Sie Feuchtigkeit, z. B. mit feuchten Tüchern, auf die Haut und lassen sie durch Luftfächeln auf dem Körper verdunsten. (Sie können ein Tuch oder eine Zeitung zum Fächeln benutzen.) Der Körper wird so auf natürliche Weise gekühlt.
- Mit kühlen Getränken können Sie Ihre Maßnahmen für die betroffene Person zusätzlich unterstützen.
- Ist der Betroffene bewusstlos, müssen Sie ihn sofort in die stabile Seitenlage (siehe Seite 42ff.) bringen und dann den Rettungsdienst alarmieren.

ERSTE HILFE BEI SONNENSTICH

Der Sonnenstich unterscheidet sich von den vorher genannten Hitzeschäden dadurch, dass nicht der gesamte Körper, sondern zunächst nur der Kopf betroffen ist. Wenn die langwellige Wärmestrahlung der Sonne über längere Zeit auf den unbedeckten Kopf oder Nacken auftrifft, können das Gehirn und die Hirnhäute gereizt werden (Entzündungsreaktion). Besonders anfällig für Sonnenstich sind Personen mit Glatze, vor allem aber Kleinkinder und Säuglinge.

Bei Kleinkindern kann es mit Verzögerung, also einige Stunden nach der Sonneneinwirkung, plötzlich zu Erbrechen und Fieber kommen. In diesem Fall ist sofort ein (Kinder-)Arzt aufzusuchen, da sich schlimmstenfalls eine Hirnhautentzündung (Meningitis) entwickeln kann. Kleinkinder und Säuglinge sollten nie ohne Mütze oder Hütchen (Sonnenschutz) ins Freie. **Kinder unter einem Jahr dürfen nie der direkten Sonne ausgesetzt werden, sondern müssen im Schatten bleiben.**

Typische Symptome

- Schwindel, Kopfschmerzen, Nackensteifigkeit, Übelkeit und Erbrechen sind charakteristisch für einen Sonnenstich.
- Betroffene haben einen hochroten Kopf.
- Auch Bewusstlosigkeit ist bei einem Sonnenstich durchaus möglich.

So helfen Sie richtig

- Betroffene müssen Sie sofort im Schatten lagern, flach, aber mit erhöhtem Kopf.
- Kühlen Sie den Kopf des Betroffenen mit feuchten kalten Tüchern oder Eisbeuteln (Eisbeutel nie direkt auf die Haut legen!).
- Ist der Betroffene bewusstlos, bringen Sie ihn in die stabile Seitenlage (siehe Seite 42ff.) und alarmieren Sie dann den Rettungsdienst (Notruf).

SCHÄDIGUNGEN DURCH KÄLTE

MASSNAHMEN BEI UNTERKÜHLUNG

Eine Unterkühlung entsteht, wenn die Wärmeabgabe des Körpers über einen längeren Zeitraum größer ist als die Wärmeproduktion. Klassische Situationen für Unterkühlungen sind der Bergunfall bei plötzlichem Wetterwechsel im Gebirge, Skiunfälle, Lawinenverschüttung im Winter oder der Sturz in ein Gewässer mit längerem Aufenthalt in kaltem Wasser.

1. Unterkühlungsstadium

Der Körper versucht zunächst, sich gegen die Unterkühlung zu wehren, indem er vermehrt Wärme produziert (u. a. durch Kältezittern). Gleichzeitig wird durch eine verminderte Durchblutung der Körperoberfläche (Arme, Beine, Haut) die Wärmeabgabe verringert. Atmung und Kreislauf sind gesteigert; der Betroffene ist bei Bewusstsein und zunächst erregt. Später wird er zunehmend ruhiger. In diesem Stadium können auch Ersthelfer den Betroffenen wieder erwärmen.

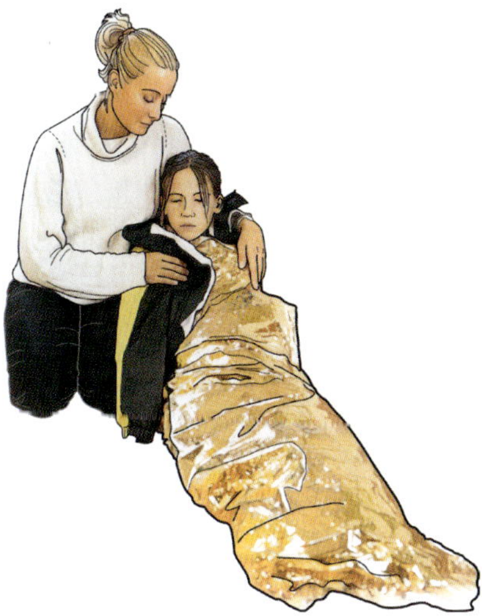

So helfen Sie richtig

- Bringen Sie den Unterkühlten möglichst an einen warmen Ort und wärmen Sie ihn langsam vom Körperstamm her auf. Dazu entfernen Sie gegebenenfalls zunächst seine nasse, kalte Kleidung und wickeln den Körper in warme Decken o. Ä. (Nasse Kleidung nur ausziehen, wenn warme und trockene Ersatzkleidung zur Verfügung steht. Die Rettungsdecke aus dem Verbandkasten nur auf Kleidung, nicht auf der nackten Haut anwenden.)

- Geben Sie dem Betroffenen warme und vor allem gut gezuckerte Getränke, z. B. Tee, zu trinken. Alkoholische Getränke sind entgegen der weitläufigen Meinung strengstens verboten. (Alkohol weitet die Blutgefäße und beschleunigt dadurch zusätzlich die Unterkühlung.)
- Beobachten Sie Atmung, Puls und Körpertemperatur und vermeiden Sie eine erneute Kälteeinwirkung.
- Bessert sich der Zustand des Betroffenen nicht, alarmieren Sie den Rettungsdienst.

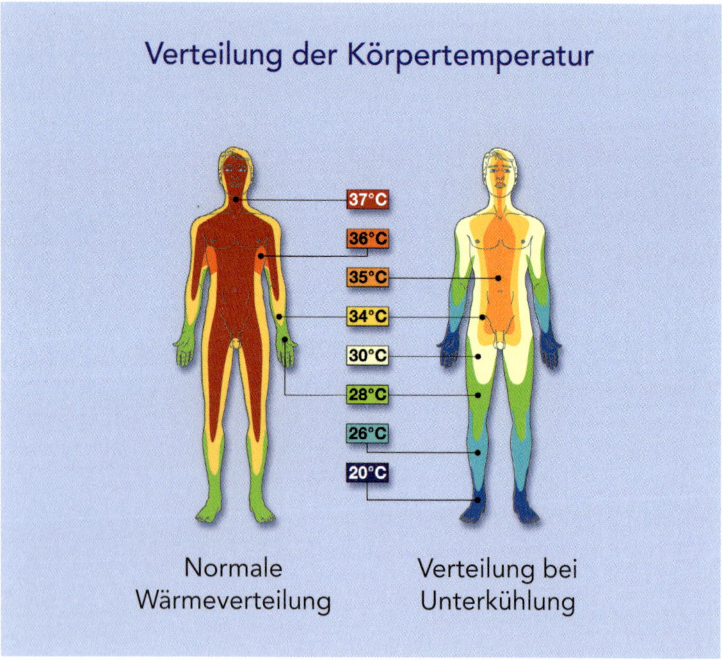

2. Unterkühlungsstadium

Der Körper wehrt sich jetzt nicht mehr gegen die Unterkühlung. Die Körperkerntemperatur ist jetzt deutlich unter 30 °C gesunken. Der Betroffene atmet langsamer, die Pulsfrequenz und der Blutdruck sinken. Das Kältezittern hat aufgehört, es tritt Muskelstarre ein. Das Schmerzempfinden lässt nach, der Betroffene wird zunehmend müde und schließlich bewusstlos. Im weiteren Verlauf können Atem- und Kreislaufstillstand eintreten.

So helfen Sie richtig

- In diesem Stadium sollen Ersthelfer keine Aufwärmversuche mehr unternehmen. Die Körpertemperatur würde bei unsachgemäßem Aufwärmen lediglich weiter absinken, und der Betroffene würde sterben. Auch Rettungsversuche, bei denen der Betroffene intensiv bewegt werden muss, führen zu einem weiteren Absinken der Körpertemperatur und damit zum Tod.
- Notruf: Alarmieren Sie schnellstens den Rettungsdienst. In den Bergen alarmieren Sie die Bergwacht, an Gewässern die entsprechende Wasserwacht. Die Wiedererwärmung soll unter ärztlicher Kontrolle (in der Klinik) erfolgen.
- Ist der Betroffene bewusstlos, bringen Sie ihn in die stabile Seitenlage (siehe Seite 42ff.) und verhindern Sie ein weiteres Auskühlen durch Zudecken (mit der Rettungsdecke aus dem Kfz-Verband-kasten).
- Kontrollieren Sie ständig Atmung und Kreislauf und führen Sie bei entsprechenden Störungen unbedingt die lebensnotwendigen Sofortmaßnahmen durch (siehe dazu Seite 42ff. und Seite 50ff.).

ERSTE HILFE BEI ERFRIERUNGEN

Erfrierungen sind örtliche Gewebeschädigungen. Ursache ist die durch die Kälteeinwirkung (meist in Zusammenhang mit Feuchtigkeit und Wind) bedingte, länger andauernde mangelnde Durchblutung des Gewebes. Für den Ersthelfer sind meist nur die Frühschäden einer Erfrierung zu erkennen.

Typische Symptome

- Die betroffenen Körperteile, häufig Finger, Zehen, Nase, Ohren und Wangen, sind zunächst bläulich rot, später sehen sie weißgelb oder weißgrau aus. Sie sind kalt, zunächst weich und schmerzhaft, später hart und gefühllos.
- Die Folgeschäden mit Blasenbildung und absterbendem schwarzem Gewebe treten erst nach vielen Stunden auf.

So helfen Sie richtig

- Notruf: Alarmieren Sie den Rettungsdienst.
- Die erfrorenen Körperregionen dürfen Sie nicht bewegen.
- Sie können durch Ihre eigene Körperwärme – z. B. indem Sie Ihre Hände auf die betroffenen Körperstellen auflegen – eine Erwärmung versuchen. Führen Sie jedoch keine aktive Wärme – z. B. mit einer Wärmflasche o. Ä. – zu

VERBRENNUNGEN/VERBRÜHUNGEN

Dies sind die nachhaltigsten und schmerzhaftesten äußeren Verletzungen, sie haben Auswirkungen auf den gesamten Organismus. Verbrennungen und Verbrühungen sind durch hohe Temperaturen verursachte schwere Schädigungen der Haut und tiefer liegender Gewebeschichten.

MASSNAHMEN BEI VERBRENNUNGEN

Die Beurteilung der Schwere einer Verbrennung richtet sich nach dem Verbrennungsgrad und der Ausdehnung der verbrannten Körperoberfläche.

- Hautrötung und Blasenbildung treten bei Verbrennungen 1. und 2. Grades auf.
- Bei Verbrennungen 3. Grades ist das Gewebe grauweiß oder schwarz verbrannt. Verbrennungen verursachen stärkste Schmerzen und führen meist zum Schock.

So helfen Sie richtig

- Brennende Personen müssen Sie sofort löschen. Übergießen Sie den Betroffenen mit Wasser, ersticken Sie die Flammen mit einer Decke o. Ä., wälzen Sie den Betroffenen auf dem Boden oder löschen Sie die Flammen mit einem Feuerlöscher. Achtung: Wenn Sie mit einem Feuerlöscher löschen, dürfen Sie ihn nicht auf das Gesicht des Verletzten richten!
- Brandwunden sofort kühlen: Übergießen Sie Verbrennungen sofort mit Wasser bzw. tauchen Sie z. B. Arme und Beine in ein Behältnis mit kaltem Wasser, und das für mindestens 20 Minuten bzw. bis der Rettungsdienst eintrifft. Bei Verbrennungen am Körperstamm möglichst nur die verbrannten Bereiche kühlen, damit keine Unterkühlung entsteht.

Achtung

Das Wasser soll nicht eiskalt sein! Achten Sie (v. a. bei Kindern) darauf, dass keine Unterkühlung entsteht – nicht den ganzen Körper kühlen, sondern nur die verbrannten Bereiche. Im Gesicht kann mit feuchten Tüchern gekühlt werden, wobei die Atemwege frei bleiben müssen.

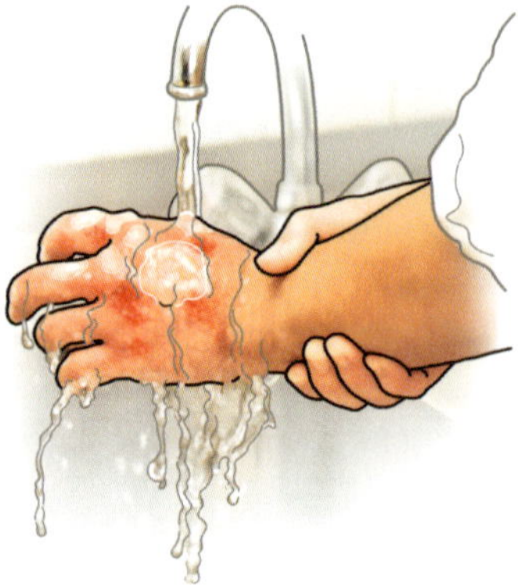

- Bei Verbrühungen müssen Sie die Kleidung möglichst rasch, aber vorsichtig entfernen.
- Notruf: Alarmieren Sie möglichst schnell den Rettungsdienst.
- Nach der Wasserbehandlung bedecken Sie die Brandwunden wegen der Infektionsgefahr mit einem sterilen Verbandtuch (aus einem Verbandkasten).
- Brandblasen dürfen Sie nicht öffnen! Bei Verbrühungen oder Verbrennungen ist die Anwendung jeder Art von Hausmitteln verboten!

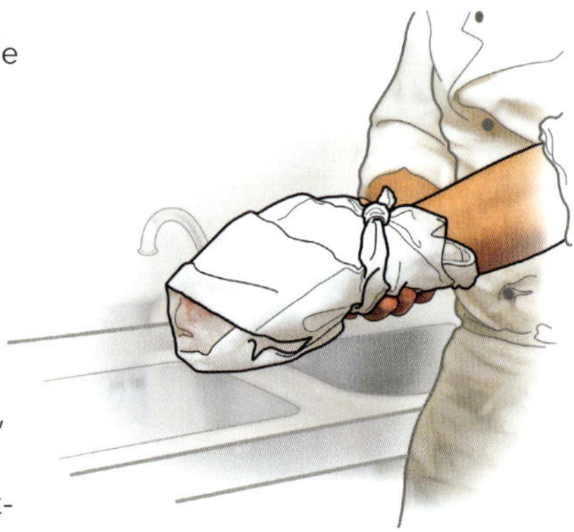

- Decken Sie den Betroffenen vorsichtig zu, verwenden Sie möglichst eine Rettungsdecke aus einem Verbandkasten (Silberseite zum Patienten, Goldseite nach außen).
- Hat der Betroffene Schocksymptome können Sie seine Beine etwas erhöht lagern.
- Der Betroffene ist bis zur Übergabe an den Rettungsdienst ständig zu betreuen.
- Bei schweren großflächigen Verbrennungen und bei Gesichtsverbrennungen sind Atem- und Kreislaufstörungen zu erwarten. Beobachten Sie deshalb ständig Atmung und Kreislauf.

MASSNAHMEN BEI SONNENBRAND

Ein intensiver Sonnenbrand ist eine Verbrennung 1. Grades, manchmal sogar 2. Grades. Er ist nicht nur unangenehm, sondern auch mit schweren Zellschäden in der Haut verbunden. Es ist mittlerweile bekannt, dass damit ein erhöhtes Hautkrebsrisiko einhergeht.

Bei Kindern haben Sonnenbrände eine sehr schädliche Wirkung. Ihre Haut ist dünner und pigmentärmer und dadurch wenig widerstandsfähig gegen die Sonnenstrahlen; die Gefahr eines Sonnenbrands ist bei ihnen besonders groß. Sorgen Sie bitte in jedem Fall dafür, dass Ihr Kind nie einen Sonnenbrand erleiden muss!

So helfen Sie richtig

- Bei sehr schweren Sonnenbränden mit Fieber und Schüttelfrost ist eine Arztbehandlung notwendig.
- Zur Linderung der Qualen eines Sonnenbrands können Sie feuchte, kühlende Tücher auf die Haut legen und die Haut mit Feuchtigkeit spendenden Körperlotionen oder auch Salben aus der Apotheke versorgen.
- Die Sonne müssen Sie für mindestens eine Woche meiden.

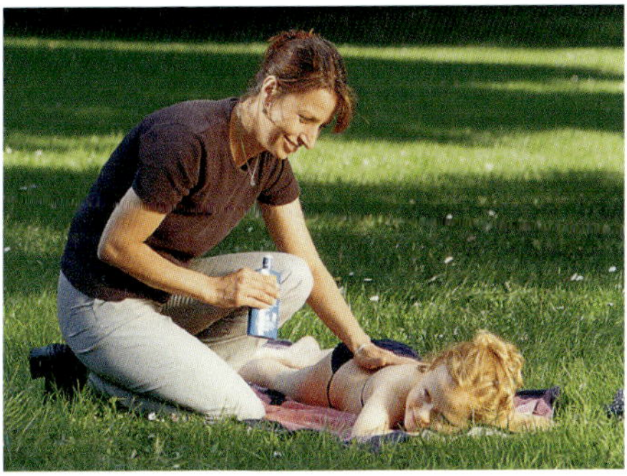

Kinder müssen besonders geschützt werden. Verwenden Sie Sonnenschutzmittel mit hohem Lichtschutzfaktor (mindestens LSF 50). Bei bereits sonnengereizter Haut: ab in den Schatten und kühlende Après-Lotionen auftragen!

Tipps zur Vorbeugung gegen Sonnenbrand bei Kindern

- Babys unter einem Jahr müssen im Schatten bleiben.
- Für Kinder ist nur eine Sonnencreme mit hohem Lichtschutzfaktor (mindestens LSF 50) geeignet, zusätzlich sollten Sie für empfindliche Stellen Sunblocker verwenden.
- Für kleine Kinder sind eine Kopfbedeckung (Hut oder Kappe mit breiter Krempe) und ein T-Shirt beim Gang in die Sonne ein Muss.
- Kinder müssen sich schrittweise an die Sonne gewöhnen. Zwischen 11 und 15 Uhr sollten Kinder die pralle Sonnenstrahlung meiden.
- Die Sonnenstrahlung sollte auch in unseren Breiten nicht unterschätzt werden. An höher gelegenen Orten – insbesondere in den Bergen – und am Wasser ist die UV-Strahlung sehr intensiv.

Kapitel 8

ELEKTROUNFÄLLE

RETTUNG AUS DEM STROMKREIS

Nahezu überall haben wir mit Elektrogeräten zu tun – normalerweise ist dies gefahrlos. Doch bisweilen kann es auch zu Stromunfällen kommen, die besondere Maßnahmen der Ersten Hilfe erfordern; z. B. darf der Verunglückte keinesfalls berührt werden, solange er sich im Stromkreis befindet.

Strom schädigt auf unterschiedliche Weise – je nach seiner Stärke und dem Weg, den er im menschlichen Körper nimmt: Es kann zu Haut- und Gewebeschäden mit sogenannten Strommarken kommen, zu Verbrennungen und im Extremfall zur Verkochung. Strom stört die Herztätigkeit; in der Folge kann Herzflimmern/Herzstillstand auftreten. Er verursacht Verkrampfungen der Muskulatur und Schäden am Gehirn und am Nervensystem, was Krämpfe, Lähmungen und Bewusstlosigkeit zur Folge hat.

Dieses Kapitel sagt Ihnen, was Sie tun können – und was Sie unterlassen müssen. Die Rettung von Verunglückten im Hochspannungsbereich müssen Sie auf jeden Fall dem Fachpersonal überlassen.

GEFAHREN DURCH STROM

In allen Bereichen unseres täglichen Lebens spielen Elektrizität und elektrische Geräte eine wichtige Rolle. Deswegen kommen zwangsläufig auch Unfälle mit elektrischem Strom vor. Insbesondere durch leichtsinnigen Umgang mit elektrischen Geräten, z. B. in Feuchträumen, auch durch unfachmännische Bastel- und Reparaturarbeiten werden viele Unfälle verursacht. Wenn Sie beispielsweise mit dem Wagen in ein starkes Gewitter geraten, sollten Sie das Fahrzeug unter keinen Umständen verlassen. Das Auto wirkt dann als sogenannter faradayscher Käfig, der Sie schützt. Außerdem ist es ratsam, die unmittelbare Nähe von Bäumen und Gewässern zu meiden.

Im Stromkreis

Die größte Unfallgefahr durch elektrischen Strom besteht in den Spannungsbereichen unserer häuslichen Umgebung sowie in Gewerbe und Industrie. Maßgeblich für einen Stromunfall ist, dass der menschliche Körper in einen Stromkreis einbezogen wird. Dabei ist es gleichgültig, ob der Stromkreis z. B. durch Berührung unter Spannung stehender Teile oder durch Überschlag eines Lichtbogens aufgrund der Annäherung an eine Hochspannungsleitung geschlossen wird.

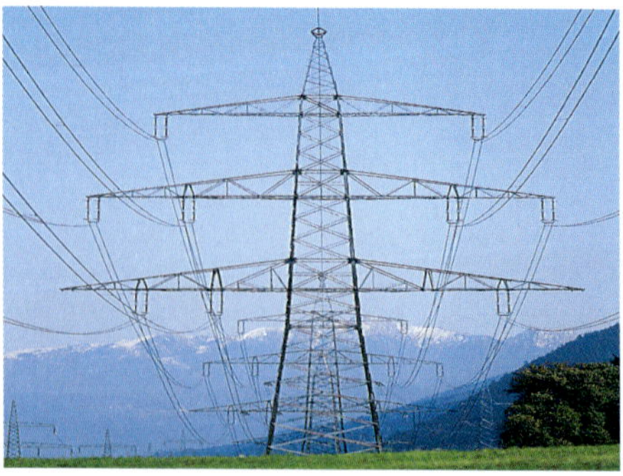

Wer die Sicherheitsvorschriften in einem Hochspannungsgebiet nicht beachtet, spielt mit seinem Leben.

Auswirkungen auf den menschlichen Körper

- Bei geringen Stromstärken treten Beschwerden wie Atemnot, Krampfgefühl in der Brust, Angstzustände, Herzjagen, Unruhe und Schwitzen auf. Die Beschwerden bilden sich jedoch zurück.
- Bei größeren Stromstärken bewirkt der hohe Hautwiderstand an Ein- und Austrittsstellen des elektrischen Stroms starke Wärmeentwicklungen. Es entstehen Verbrennungen.
- Bei Hochspannungsunfällen sind die äußeren wie auch die inneren Verbrennungen durch den Lichtbogen erheblich.
- Die Muskulatur reagiert auf den elektrischen Strom mit Muskelkontraktion. Sie ist die Ursache dafür, dass Betroffene sich nicht selbst von der Stromleitung befreien können. Die Verkrampfung der Atemmuskulatur kann in dieser Situation zum Ersticken führen. Es ist aber auch möglich, dass der Betroffene durch die plötzliche Muskelverkrampfung von der Leitung weggeschleudert wird.
- Das Herz ist durch den Wechselstrom besonders betroffen. Da es zur eigenen Tätigkeit selbst elektrische Reize bildet, kann schon eine sehr kurze Stromeinwirkung die Herztätigkeit lebensbedrohlich stören. Es entsteht dann das sogenannte Herzmuskelflimmern. In diesem Zustand hat das Herz keine Pumpwirkung mehr, was gleichbedeutend mit einem Herz-Kreislauf-Stillstand ist.
- Auch das Gehirn kann in seiner Funktion erheblich gestört werden. Tiefe Bewusstlosigkeit, Krämpfe und Atemstillstand können die Folgen sein.

Achtung
Lassen Sie Elektrogeräte von Fachleuten warten und reparieren. Mit Elektrogeräten müssen Sie in Feuchträumen, z. B. im Badezimmer, besonders vorsichtig sein. Und halten Sie sich von Hochspannungsanlagen fern. So können Sie dazu beitragen, dass Elektrounfälle vermieden werden.

MASSNAHMEN BEI ELEKTROUNFÄLLEN

So helfen Sie richtig

- Zuallererst müssen Sie an Ihre eigene Sicherheit denken. Sie dürfen keinesfalls selbst in den Stromkreis des Verunglückten geraten, sonst können Sie das gleiche Schicksal erleiden wie er.
- In jedem Fall müssen Sie den Stromkreis unterbrechen, denn solange der Verunglückte mit der Stromquelle verbunden ist, steht er weiter unter Strom. (Im Normalfall unterbricht ein Schutzschalter den Strom automatisch.)
- Am einfachsten erreichen Sie die Unterbrechung durch Ziehen des Steckers oder Ausschalten des betreffenden Elektrogeräts. Ist dies nicht unmittelbar möglich, müssen Sie die Hauptsicherung (Schutzschalter) ausschalten.
- Gelingt die Unterbrechung des Stromkreises nicht, kann versucht werden, den Betroffenen von der Stromquelle wegzuziehen. Dabei dürfen Sie den Verunglückten niemals direkt mit den Händen anfassen!
- Versuchen Sie, den Verunglückten mit isolierenden (nicht leitenden) Gegenständen wie Kleidungsstücken, Decken o. Ä. von der Stromquelle zu trennen, ohne sich dabei selbst zu gefährden.
- Besondere Vorsicht ist in Feuchträumen geboten, weil hier die Leitfähigkeit des Stroms besonders intensiv ist.
- Nach der Rettung prüfen Sie sofort Bewusstsein, Atmung und Kreislauf des Verunglückten und führen die eventuell notwendigen lebensrettenden Sofortmaßnahmen wie Herz-Lungen-Wiederbelebung (siehe Seite 50ff.) oder die stabile Seitenlage (siehe Seite 42ff.) durch. Diese Maßnahmen haben Vorrang vor der Versorgung der Brandwunden.
- Notruf: Alarmieren Sie schnellstens den Rettungsdienst. Oder veranlassen Sie eine zweite Person, dies zu tun.

MASSNAHMEN BEI HOCHSPANNUNGSUNFÄLLEN

Unfälle im Hochspannungsbereich sind grundsätzlich nur möglich, wenn die Sicherheitsvorschriften nicht beachtet und Sicherheitsbarrieren in gröbster Weise überwunden werden, z. B. durch Erklimmen eines Hochspannungsmastes, Eindringen in Umspannwerke oder das Herumklettern auf Bahnwaggons unter einer Oberleitung.
Auch abgerissene und herabhängende Hochspannungsleitungen sind gefährlich, da sich am Boden ein sogenannter Spannungstrichter bilden kann.
Nur ein ausreichend großer Sicherheitsabstand kann verhindern, dass Sie in den Stromkreis geraten! Zur Vermeidung von Unfällen sind alle Hochspannungsanlagen mit Warnschildern gesichert.

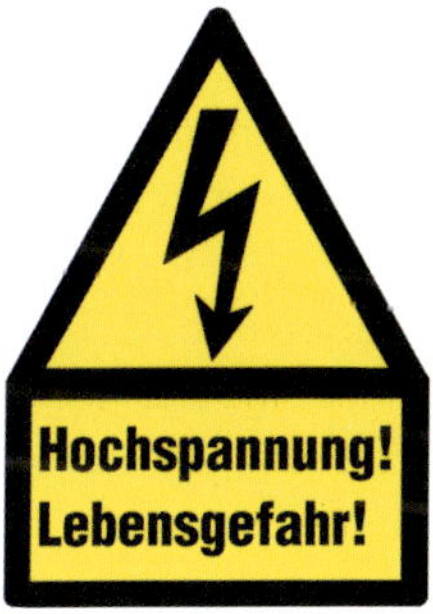

Anlagen und Einrichtungen, die mit diesem Schild gekennzeichnet sind, bitte nicht betreten.

So helfen Sie richtig

- Bei allen Unfällen im Hochspannungsbereich kommt es darauf an, dass Sie sich als Helfer nicht selbst in Lebensgefahr begeben.
- Der Strom springt in Form eines Lichtbogens auf die sich annähernde Person über. Deshalb muss ein Sicherheitsabstand von mindestens fünf Metern zur Stromquelle eingehalten werden.
- Sie müssen Ihre Hilfe zunächst darauf beschränken, einen Notruf durchzuführen.

- Notruf: Alarmieren Sie schnellstmöglich den Rettungsdienst mit dem Hinweis auf einen Hochspannungsunfall und einer genauen Ortsangabe. Es wird veranlasst, dass der Strom abgeschaltet wird. Die Rettung des Verunglückten aus dem Gefahrenbereich erfolgt danach ausschließlich durch Fachpersonal.
- Nach der Bergung des Verunglückten (ausschließlich durch Fachpersonal) erfolgt seine Versorgung. Neben den Maßnahmen zur Wiederbelebung steht dabei vor allem die Versorgung der meist lebensgefährlichen Brandwunden im Vordergrund der Erste-Hilfe-Maßnahmen.

Wichtig
Wenn Sie mit dem Wagen in ein starkes Gewitter geraten, sollten Sie das Fahrzeug unter keinen Umständen verlassen. Das Auto wirkt dann als sogenannter faradayscher Käfig, der Sie schützt. **Außerdem:** Die unmittelbare Nähe von Bäumen und Gewässern sollten Sie meiden.

Kapitel 9

VERGIFTUNGEN UND VERÄTZUNGEN

SCHÄDIGUNGEN DER HAUT, DER AUGEN, DER LUNGE, DES MAGENS

Von offensichtlich bis schleichend: Nicht immer kommt man als Ersthelfer auf die Idee, dass es sich bei den Atem- und Kreislaufproblemen eines Menschen um eine Vergiftung handeln könnte. Kleine Kinder nehmen gern alles in den Mund – Spielsachen, aber leider auch sonstige »Fundstücke« wie Zigaretten, kleine bunte Pillen, die wie Bonbons aussehen, schöne rote Beeren im Garten … Vergiftungen sind aber auch auf andere Weise möglich.

Besondere Vorsicht ist bei den »unsichtbaren« Giften, also Gasen und Kontaktgiften, geboten. Bei Vergiftungen der Luft ist unbedingt der Grundsatz des Selbstschutzes geboten.

Dieses Kapitel behandelt die wichtigsten Formen von Vergiftungen und Verätzungen und die entsprechenden Erste-Hilfe-Maßnahmen. Für diese Gefahren gilt generell: Kinder sind besonders betroffen.

VERGIFTUNGEN

Vergiftungsnotfälle sind weitaus häufiger, als allgemein angenommen wird, und verzeichnen eine ständig steigende Tendenz. Vor allem Kinder sind häufig Opfer von Vergiftungen. In Deutschland werden jährlich ca. 100 000 Vergiftungsfälle allein bei Kindern bekannt. Bei ca. 10 Prozent ist eine Krankenhausbehandlung nötig. 30 bis 50 Kinder sterben jährlich an den Folgen einer Vergiftung. Giftstoffe kann man grob in die folgenden Gruppen unterteilen:

- Chemische Stoffe, Haushaltschemikalien
- Arzneimittel
- Pflanzenschutz- und Schädlingsbekämpfungsmittel
- Giftige Pflanzen, Beeren, Pilze
- Verdorbene Lebensmittel

Jede dieser Gruppen enthält mehrere Hundert, ja sogar mehrere Tausend verschiedene giftige Stoffe. Diese unüberschaubare Menge verschiedener Substanzen, ihre unterschiedlichen Konzentrationen und Giftwirkungen machen die Hilfeleistung bei Vergiftungen extrem schwierig. Dennoch kann man richtig helfen. In diesem Kapitel werden die richtigen Schritte der Ersten Hilfe bei Vergiftungen erklärt und einige Giftstoffe und deren Wirkung beschrieben.

Info

Gemäß Gefahrstoffverordnung (GefStoffV) müssen Behälter, die gefährliche Chemikalien enthalten, mit einem Gefahrensymbol gekennzeichnet sein. Ebenso sind auf den Behältern Gefahrstoffetiketten mit Gefahrenhinweisen und Sicherheitsratschlägen anzubringen. Sie können bei einem Unfall erste Informationen für die richtige Hilfe geben.

Vor allem Kinder sind gefährdet

Kinder haben Eigenschaften, die sie besonders anfällig für Vergiftungen machen. Sie neigen dazu, alles zu probieren oder auszuprobieren. Ihr Drang, den Erwachsenen etwas nachzumachen (z. B. Medikamenteneinnahme oder der Umgang mit einer Zigarette), kann schlimme Folgen für sie haben. Da gibt es die Verführung, die von bunten Spül- und Reinigungsmittelflaschen und deren Inhalt ausgeht oder von schönen bunten Pillen, die wie Bonbons aussehen. Dies sind nur einige Beispiele für häufige Unfallursachen.

- Kleinkinder stecken vieles in den Mund, weil sie in dieser Entwicklungsstufe Dinge und Gegenstände mit dem Mund untersuchen. Ihr Geschmackssinn ist noch nicht so ausgeprägt wie bei Erwachsenen; sie essen daher auch Dinge, die schlecht schmecken.
- Ein Teil der Vergiftungsnotfälle geht auf das Konto von Haushaltschemikalien (siehe Seite 141ff.).
- Giftpflanzen wachsen nicht nur im tropischen Regenwald oder im botanischen Garten, viele haben unsere Gärten, Parks und Wohnungen erobert; schlimmer noch, einige findet man sogar am Rand von Schulhöfen, Kindergärten, Spielplätzen und Freibädern (siehe dazu Seite 147ff.).

Wichtig

Bewahren Sie Giftstoffe – Chemikalien, Reinigungsmittel, Medikamente, Pflanzenschutzmittel usw. – vor allem in Haushalten mit Kindern immer so auf, dass sie für Kinder unzugänglich sind. Füllen Sie nie Giftstoffe in Lebensmittelbehälter (Getränkeflaschen) ab.

Giftstoffe verursachen im menschlichen Körper oft schwere gesundheitliche Störungen oder gar lebensbedrohliche Zustände. Entscheidend für die Schwere der Schädigung sind Giftart, Giftmenge, Konzentration und Einwirkungsdauer der Giftstoffe. Aber auch das Alter, das Körpergewicht und die Widerstandskraft des betroffenen Kindes sind von Bedeutung. Daher kann eine bestimmte Giftmenge oder Konzentration für einen Erwachsenen noch relativ harmlos sein, für ein Kind jedoch eine tödliche Dosis bedeuten.

Unfälle sind vermeidbar

Betrachtet man die Ursachen für Vergiftungen etwas genauer ...

- Leichtsinn
- Verwechslung aufgrund mangelnder Kennzeichnung
- Drogen- und Alkoholmissbrauch
- Unwissenheit und Neugier
- Selbstmordversuche usw.

... wird schnell deutlich, dass Unfälle dieser Art durchaus vermeidbar wären. Dies gilt insbesondere auch für unsere Kinder.

Symptome richtig deuten

Gift gelangt überwiegend über den Verdauungsweg in den Körper.

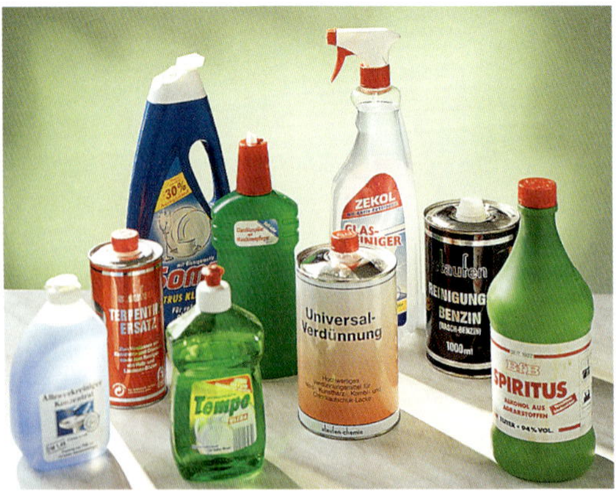

Putzmittel müssen unbedingt kindersicher aufbewahrt werden! Auch weniger giftige Substanzen stellen oft durch ihre Schaumbildung bei Verschlucken eine Lebensgefahr dar.

Bestimmte Giftstoffe können aber auch über die Atemwege und die Haut aufgenommen werden. Entscheidend für eine erfolgreiche Erste Hilfe ist, dass bereits erste Symptome einer unklaren Gesundheitsbeeinträchtigung in Zusammenhang mit einer möglichen Vergiftung gebracht werden, damit eine weitergehende Diagnose gestellt wird und die richtige Hilfe erfolgen kann.

- Übelkeit, Erbrechen, Bauchschmerzen, Durchfall, Atem- und Kreislaufbeschwerden, Schweißausbrüche, Schwindel, Krämpfe, Bewusstseinstrübung bis hin zu Atem- und Kreislaufstillstand sind nur die wichtigsten Symptome.
- Insbesondere bei Kindern erfordert es oft viel geduldiges Befragen, bis die Ursache für einen unklaren Befund (beispielsweise Bauchweh) ermittelt ist.

Die sechs W-Fragen bei Vergiftungen

Wenn Sie eine der Informationszentralen für Giftunfälle (Infos siehe Seite 214f.) anrufen, sollten Sie – soweit möglich – die folgenden Fragen beantworten können. In diesem Zusammenhang ist es auch wichtig, dass Sie auf Speisereste, leere Medikamentenschachteln o. Ä. in der Umgebung des Betroffenen achten.

Wer?	Wer ist vergiftet? (Alter und Gewicht)
Womit?	Welches Gift wurde genommen? (Beschreibung der Giftstoffe)
Wie viel?	Menge bzw. Konzentration des eingenommenen Giftstoffs
Wann?	Genaue Zeitangabe der Giftaufnahme
Welche?	Welche Vergiftungssymptome sind erkennbar?
Was?	Was wurde bereits an Erste-Hilfe-Maßnahmen eingeleitet?

MASSNAHMEN BEI VERGIFTUNGEN

So helfen Sie richtig

- Überprüfen Sie zunächst Bewusstsein, Atmung und Kreislauf des Betroffenen und führen Sie, falls notwendig, lebensrettende Sofortmaßnahmen (siehe Seite 54ff.) durch.
- Alarmieren Sie möglichst schnell den Rettungsdienst (Notarzt).
- Rufen Sie jetzt eine der **Informationszentralen für Vergiftungen** an, bei Kindernotfällen z. B. die Universitätsklinik in Berlin unter der Nummer 030 192 40.
- Decken Sie den Betroffenen warm zu (Rettungsdecke).
- Ohne Anweisung von einer kompetenten Stelle, wie etwa von einer Giftnotrufzentrale (siehe oben) oder einem Arzt, sollten Sie dem betroffenen Kind nichts zu trinken geben!
- Auch das Herbeiführen von Erbrechen ist nicht nützlich. Insbesondere bei Kleinkindern und Kindern und nach der Einnahme von ätzenden oder Schaum bildenden Stoffen sollte Erbrechen nicht ohne Rücksprache mit dem Arzt oder der Giftnotrufzentrale herbeigeführt werden.
- Bei Störungen des Bewusstseins dürfen Sie **auf keinen Fall Erbrechen herbeiführen**, da akute Erstickungsgefahr besteht.
- Erbricht der Betroffene von sich aus, dann leisten Sie ihm unterstützende Hilfe.
- Besondere Vorsicht ist bei Vergiftungen durch Schädlingsbekämpfungsmittel angebracht. Manche dieser Mittel greifen in das Nervensystem ein und können zu Atem- und Herz-Kreislauf-Stillstand führen. Da es sich um sogenannte Kontaktgifte handelt, ist der Ersthelfer selbst gefährdet. Bei der Versorgung solcher Vergifteten sollten Sie daher Handschuhe tragen.
- Ist bei letztgenannten Fällen eine Beatmung erforderlich, sollte diese zur eigenen Sicherheit möglichst mit einer Beatmungshilfe oder einem Beatmungsgerät erfolgen, damit ein direkter Kontakt mit dem Vergifteten vermieden wird.

VERGIFTUNGEN DURCH GASE

Werden bestimmte giftig ätzende Gase, z. B. Chlor- und Nitrosegase, eingeatmet, können direkte Lungenschädigungen eintreten. Diese Gase bewirken eine Schädigung der Atemwege und der Lunge. Es entwickelt sich, oft mit zeitlicher Verzögerung, ein Lungenödem. Betroffene, die solche Gase eingeatmet haben, müssen auch dann zur Beobachtung in ein Krankenhaus (Notruf) gebracht werden, wenn noch keine Symptome einer Vergiftung erkennbar sind.
Das Einatmen von Dämpfen aus Lacken oder Klebstoffen kann zu gesundheitlichen Beeinträchtigungen führen. Es können psychische und physikalische Veränderungen auftreten.

So helfen Sie richtig

- Bei Vergiftungserscheinungen mit Atemnot lagern Sie den Betroffenen mit erhöhtem Oberkörper.

MASSNAHMEN BEI KOHLENMONOXIDVERGIFTUNG

Bei jeder Verbrennung, vor allem bei unvollständiger Verbrennung unter Sauerstoffmangel, entsteht das Gas Kohlenmonoxid. Mit einer solchen Vergiftung muss immer gerechnet werden, wenn Rauchgase eingeatmet wurden. Kohlenmonoxid vergiftet den Körper. Es geht eine intensive Verbindung mit den roten Blutkörperchen ein, sodass diese dann keinen Sauerstoff mehr aufnehmen und zu den Körperzellen transportieren können. In geschlossenen Räumen kann Kohlenmonoxid explosive Konzentrationen erreichen.
Immer wenn es nach Gas oder Rauch riecht, ist wegen der möglichen Explosionsgefahr größte Vorsicht mit Feuer, Zigaretten und allem, was eine Funkenbildung auslösen könnte, geboten.

So helfen Sie richtig

- Mit Kohlenmonoxid Vergiftete leiden zunächst unter Kopfschmerzen, Übelkeit sowie Erbrechen und werden schließlich bewusstlos. Die Gesichtsfarbe ist rosig, obwohl Sauerstoffmangel besteht. Bei hohen Gaskonzentrationen kann der Zustand eines Betroffenen, vor allem eines betroffenen Kindes, sehr schnell lebensbedrohlich werden.

- Sorgen Sie zunächst für Lüftung in den betroffenen Räumen.
- Retten Sie den Betroffenen unter Beachtung des Selbstschutzes an die frische Luft.
- Prüfen Sie Bewusstsein, Atmung und Kreislauf und führen Sie dann die entsprechenden lebensrettenden Maßnahmen durch: bei Bewusstlosigkeit die stabile Seitenlage (siehe Seite 42ff.), bei Atemstillstand die Wiederbelebung (siehe Seite 54ff.).
- Notruf: Alarmieren Sie den Rettungsdienst.

MASSNAHMEN BEI KOHLENDIOXIDVERGIFTUNG

Ein unter bestimmten Bedingungen besonders tückisches Gas ist das Kohlendioxid. Es entsteht bei Gärungs- und biologischen Zersetzungsprozessen, ist unsichtbar, geruchlos und schwerer als Luft. Es verdrängt in tief liegenden geschlossenen Räumen, z. B. in Gärkellern, geschlossenen Behältern, Futtersilos, Gruben und Schächten, die Luft und damit auch den Sauerstoff, sodass Personen, die in den »Kohlendioxidsee« geraten, in kürzester Zeit ersticken.

So helfen Sie richtig

- Unternehmen Sie **in geschlossenen Räumen und Behältern keine Rettungsversuche** ohne spezielle umluftunabhängige Atemschutzgeräte und entsprechende Sicherung.
- Da Ihnen im Allgemeinen solche Atemgeräte nicht zur Verfügung stehen, alarmieren Sie schnellstens die Feuerwehr und den Rettungsdienst (Notruf 112).
- Nach der Rettung sind dann leider oftmals Wiederbelebungsmaßnahmen notwendig. Die Wiederbelebungsmaßnahmen werden vom in der Regel dann eingetroffenen Fachpersonal (Rettungsdienst) durchgeführt.

VERÄTZUNGEN

MASSNAHMEN BEI HAUTVERÄTZUNGEN

Kinder sollten im Allgemeinen keinen Zugang zu Säuren und Laugen haben. Verätzungen der Haut und des Gewebes durch Chemikalien wie Säuren und Laugen sind in ihrer schädigenden Wirkung abhängig von der Art der Chemikalie, ihrer Konzentration, der Menge und ihrer Einwirkungszeit. Der Betroffene hat starke Schmerzen.
Ätzstoffe können gasförmig oder fest sein. Bei Laugenverätzungen ist die Haut eher aufgequollen, weißlich und feucht. Bei Säureverätzungen ist sie dagegen eher trocken mit weißer, gelbbrauner und schwarzer Ätzschorfbildung.

So helfen Sie richtig

- Verätzungen können sehr schmerzhaft sein, deshalb müssen Sie sofort handeln.
- Hilfe bringt die Beseitigung oder zumindest die Verdünnung der Stoffe. Sie müssen zunächst die mit Säure oder Lauge benetzten Kleidungsstücke (gegebenenfalls auch Schuhe und Strümpfe) entfernen. Achten Sie darauf, dass Sie sich nicht selbst verätzen (indem Sie z. B. säurefeste Handschuhe tragen).
- Danach sollten Sie die betroffenen Körperstellen sofort unter fließendem Wasser gründlich spülen.

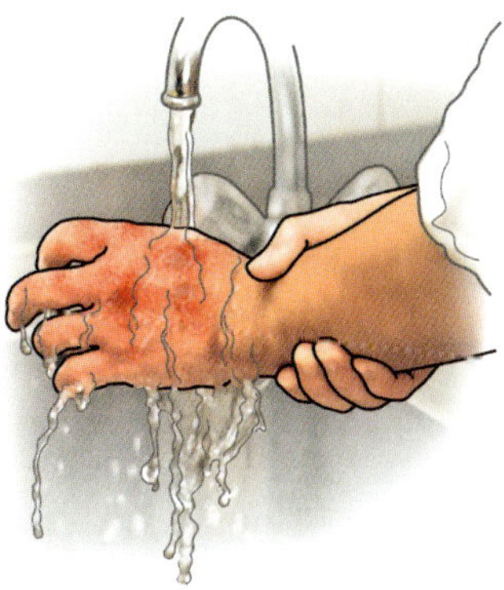

- Beachten Sie, dass das Wasser möglichst direkt vom Wundbereich abfließt, sodass gesunde Hautbereiche nicht nachträglich noch durch das Spülwasser verätzt werden.
- Wenn kein Wasser vorhanden ist, versuchen Sie, die ätzenden

Substanzen mit Mulltupfern zu entfernen. Dabei sollten Sie wieder den Eigenschutz (Handschuhe) beachten.

- Verbinden Sie die Wunden anschließend keimfrei.
- Alarmieren Sie den Rettungsdienst (Notruf).

MASSNAHMEN BEI AUGENVERÄTZUNGEN

Augenverätzungen sind sehr schmerzhaft und können zum Erblinden führen. Die Betroffenen werden die Augenlider fest zusammenkneifen oder auch reiben, was die Hilfeleistung erschwert.

So helfen Sie richtig

- Spülen Sie das Auge nachhaltig – möglichst zusammen mit einem Helfer. Der Betroffene sollte dazu sitzen oder besser noch liegen.
- Ein Helfer hält das Auge auf (Schutzhandschuhe), während der zweite Helfer aus einem Gefäß Wasser aus ca. zehn Zentimeter Höhe vom inneren Augenwinkel nach außen über das Auge gießt. Das gesunde Auge ist dabei zu schützen.
- Anschließend bedecken Sie das Auge mit einem keimfreien Verband und sorgen Sie für eine Arztbehandlung (Notruf).

MASSNAHMEN BEI VERÄTZUNGEN IM MAGEN-DARM-BEREICH

Wurden Säure oder Lauge versehentlich getrunken, entstehen starke Schmerzen sowie vermehrter Speichelfluss. Die Schleimhäute im Mund-Rachen-Raum sind weiß oder blutig angeschwollen.

So helfen Sie richtig

- Bringen Sie den Betroffenen auf keinen Fall zum Erbrechen, die Verätzung würde sich sonst wiederholen.
- Um die verätzten Speisewege zu spülen, geben Sie dem Verletzten sofort Wasser oder Tee in kleinen Schlucken zu trinken.
- Notruf: Alarmieren Sie den Rettungsdienst, denn es besteht die Gefahr des Magen- oder Darmdurchbruchs.

GEFAHREN DURCH HAUSHALTSCHEMIKALIEN UND ARZNEIMITTEL

Einige Haushaltschemikalien und Arzneimittel, die häufiger zu Vergiftungen führen, werden im Folgenden detaillierter beschrieben. Während auf den vorhergehenden Seiten die allgemeinen Maßnahmen bei Vergiftungen beschrieben wurden, finden Sie hier spezielle Hinweise zu Vergiftungen mit:

- Spül- und Waschmitteln
- Verdünnern, Lösemitteln, Lampenölen
- Bioziden (Gifte gegen Insekten und Nagetiere)
- Bestimmten Arzneimitteln (Barbituraten, Parazetamol, Methadon)

SPÜL- UND WASCHMITTEL

Spül- und Waschmittel werden wegen ihrer attraktiven Farbe und ihres angenehmen Geruchs von Kleinkindern häufiger geschluckt. Die größte Gefahr ist die Schaumbildung im oberen Verdauungstrakt. Der aufsteigende Schaum gelangt leicht in die Lunge. Dort verschließt der Schaum die Lungenbläschen und löst eine heftige Entzündungsreaktion aus, die letztlich tödlich verlaufen kann. Einige Reinigungsmittel sind reizend oder gar ätzend.

Erweiterte Maßnahmen

- Kein Erbrechen herbeiführen und nichts zu trinken geben!
- Das Medikament Sab simplex® hemmt die Schaumbildung. Da Sie dieses Medikament in der Regel nicht in der Hausapotheke haben, sollten Sie schnellstens den Rettungsdienst alarmieren, da dieser das Medikament verfügbar hat.

VERDÜNNER, LÖSEMITTEL, LAMPENÖLE

Verdünner und Lösemittel enthalten meist organische Kohlenwasserstoffe – teilweise chloriert –, die relativ leicht verdampfen. Beim

Umgang mit ihnen muss für eine gute Lüftung gesorgt werden. In schlecht belüfteten Räumen kann es durch Einatmen zu Übelkeit, Kopfschmerz, Benommenheit, schließlich zu Bewusstlosigkeit mit nachfolgenden Atem- und Kreislaufkomplikationen kommen. Die Lösemittel können auch zur Sucht führen. (»Schnüffelstoffe« sind oft Einstiegsdrogen.) Lösemittel-Luft-Gemische sind häufig auch brennbar und stellen in höheren Konzentrationen eine ernste Explosionsgefahr dar.

Eine Sonderstellung nehmen die Vergiftungen mit Lampenölen ein. Während die Verkaufsbehälter über eine Kindersicherung und Warnhinweise verfügen, sind die Öllampen nicht gesichert und befinden sich im Zugriffsbereich auch von Kleinkindern. Ihre bunten Farben und Duftzusätze machen Lampenöle oft für Kinder interessant.

Beim Verschlucken »kriechen« Verdünner, Lösemittel und auch Lampenöle entlang den Schleimhäuten in die Lunge. Dort lösen sie heftige Entzündungsreaktionen aus, die tödlich verlaufen können. Jedes vierte Kind entwickelt nach der Aufnahme von Lampenöl eine solche »chemische Lungenentzündung«. Anhaltender Husten mit Atemnot und Sauerstoffmangel sind die vordringlichen Symptome einer entsprechenden Vergiftung.

Erweiterte Maßnahmen

- Wenn das Kind die oben genannten Stoffe geschluckt hat, dürfen Sie auf keinen Fall Erbrechen auslösen!
- Notruf: Alarmieren Sie den Rettungsdienst und holen Sie den Rat der Giftnotrufzentrale unter der Telefonnummer 192 40 ein.
- Bei Vergiftungssymptomen durch Einatmen bringen Sie das betroffene Kind, falls notwendig unter Beachtung des Selbstschutzes, an die frische Luft, oder Sie belüften die Räume.
- Vermeiden Sie Zündquellen, betätigen Sie also z. B. keine elektrischen Schalter.

BIOZIDE

Viele Insektenvernichtungsmittel, insbesondere im Kleingärtnerbereich, basieren auf Organophosphaten. Diese blockieren einen Teil des unwillkürlichen Nervensystems. Typische Symptome solcher Vergiftungen sind Speichelfluss, enge Pupillen, schneller, schwacher Puls, Muskelzuckungen, Krämpfe und/oder Lähmungen. Pyrethroide (z. B. Fliegenspray) haben für akute Vergiftungen kaum eine Bedeutung, sollten aber wegen möglicher chronischer Effekte nur in »vernünftigem Maß« eingesetzt werden.
Rattengifte basieren oft auf Kumarinen. Diese hemmen die Bildung der Blutgerinnungsfaktoren im Körper. Da zunächst noch Gerinnungsfaktoren vorhanden sind, werden die Symptome, z. B. Blutungen der Schleimhäute und Hämatome (Blutergüsse), erst nach Tagen auftreten.
Wässrige Extrakte von Tabak (Nikotin) erfreuen sich als »biologische« Schädlingsbekämpfungsmittel wachsender Beliebtheit. Auch achtlos herumliegende Zigaretten sind für Kleinkinder eine Gefahr. Geschluckt kann schon eine einzige Zigarette (ein Milligramm Nikotin) für ein Kleinkind eine tödliche Dosis sein. Das Nikotin aus einem wässrigen Extrakt (der auch als Mittel z. B. zur Blattlausbekämpfung empfohlen wird) wird auch über die Haut aufgenommen. Symptome einer Vergiftung sind Schwitzen und Bauchkrämpfe. In der Folge können Atmung und Kreislauf versagen.

Erweiterte Maßnahmen

- Bei einer Organophosphatvergiftung müssen Sie den Kontakt mit den Körperflüssigkeiten des betroffenen Kindes vermeiden (Eigenvergiftung möglich). Tragen Sie Handschuhe und waschen Sie betroffene Hautstellen gründlich mit Wasser und Seife.
- Ist das Bewusstsein erhalten, kann – nur in Abstimmung mit der Giftnotrufzentrale – Aktivkohle verabreicht werden.
- Die Vitalfunktionen (Atmung und Kreislauf) müssen Sie unter Beachtung des Selbstschutzes erhalten. Alarmieren Sie den Rettungsdienst und holen Sie den Rat der Giftnotrufzentrale ein.

BESTIMMTE ARZNEIMITTEL

Arzneimittel werden von Kindern aus Neugierde oder um Erwachsene nachzuahmen eingenommen. Bei Erwachsenen gelegentlich auch in Selbstmordabsicht. Dabei ist zu beachten, dass die meisten Medikamente in Abhängigkeit vom Körpergewicht des jeweiligen Patienten dosiert werden. So kann ein bestimmtes Medikament in Dosis und Konzentration bei einem Erwachsenen mit z. B. 80 Kilogramm Körpergewicht eine therapeutische Wirkung haben, bei einem Kleinkind mit acht Kilogramm Körpergewicht bedeutet es jedoch die zehnfache Dosis und kann damit bereits tödlich wirken.

Barbiturate (Schlafmittel) führen zu Schläfrigkeit, Bewusstlosigkeit und gegebenenfalls nachfolgend zur Atemverlangsamung bis hin zum Atemstillstand.

Parazetamol wurde von wohlmeinenden Eltern auch schon überdosiert. Es verursacht dann mit einigen Tagen Verzögerung Leberschäden, die irreparabel und tödlich sein können. Die Symptome sind unspezifisch, beispielsweise Übelkeit, Erbrechen, Verwirrtheit, Schwindel. Hämatome (Blutergüsse) und Gelbsucht zeigen nach einigen Tagen die ernste Leberschädigung an.

Methadon wird Süchtigen in der Entzugstherapie auf Rezept mit nach Hause gegeben, um eine regelmäßige Einnahme zu gewährleisten. Die Mengen, die von einem Abhängigen vertragen werden, können schon für einen an den Wirkstoff nicht gewöhnten Erwachsenen tödlich sein. Kinder sind durch ihre Neugierde in Gefahr, herumliegende Chemikalien usw. zu schlucken. Symptome sind zunächst unmotivierte Euphorie (»Trip«), nachfolgend tiefe Bewusstlosigkeit, enge Pupillen und Aussetzen der Atmung.

Erweiterte Maßnahmen

- Nur nach Rücksprache mit der Giftnotrufzentrale (Tel. 192 40) und bei erhaltenem Bewusstsein können die Gabe von Aktivkohle und das Auslösen von Erbrechen angezeigt sein.

GIFTSTOFFE, SYMPTOME UND MASSNAHMEN IM ÜBERBLICK		
Giftstoff	**Symptome**	**Hilfe (erweiterte Maßnahmen)**
Spül- und Waschmittel	Schaumbildung, gegebenenfalls Leib- und Schleimhautschmerzen	Falls verfügbar, Sab simplex® (wirkt entschäumend) verabreichen, Erbrechen vermeiden, Notruf
Verdünner, Lösemittel, Lampenöle	Schwindel, Kopfschmerz, Euphorie, gegebenenfalls Atemnot	Frischluftzufuhr; Zündquellen vermeiden (z. B. keine Schalter betätigen), kein Erbrechen auslösen, Betreuung und Notruf
Biozide	Speichelfluss, Pupillen weit oder eng, Krämpfe, schneller Puls, Blutergüsse	Handschuhe tragen, Schleimhautkontakt vermeiden, bei erhaltenem Bewusstsein und falls verfügbar Aktivkohle (auch medizinische Kohle genannt, wirkt als Absorptionsmittel) verabreichen, betroffene Hautstellen mit Wasser und Seife abwaschen, Notruf
Schlafmittel, Opiate, Barbiturate	Euphorie, Schläfrigkeit, tiefe Bewusstlosigkeit	Maßnahmen gemäß Hinweisen der Giftnotrufzentrale (Tel. 192 40) ausführen, Notruf

DAS MÜSSEN SIE BEACHTEN

Bei Vergiftungen von Kleinkindern und Kindern ist zu beachten:

- Niemals Kochsalzlösung als Brechmittel verabreichen (ein Teelöffel Kochsalz kann zu schwerwiegenden Komplikationen führen)
- Niemals Milch trinken lassen. Milch kann den Vergiftungsprozess noch beschleunigen.
- Niemals Erbrechen auslösen (außer wenn es von der Giftnotrufzentrale oder vom Notarzt ausdrücklich empfohlen wird)
- Niemals Neutralisationsversuche, also das Behandeln einer Säureverätzung mit Lauge und umgekehrt, unternehmen
- Niemals Abführmittel geben

Reihenfolge der Ersten Hilfe, Zusammenfassung

- Vergifteten ggf. aus einem Gefahrenbereich retten.
- Falls erforderlich, lebensrettende Maßnahmen (z. B. die stabile Seitenlage) durchführen.
- Notruf! Rettungsdienst/Notarzt (Tel. 112)
- Anruf bei der Giftnotrufzentrale (Tel. 192 40)
- Anweisungen der Giftnotrufzentrale ausführen.
- Vergifteten mit einer Rettungsdecke (Goldseite nach außen) warm halten und betreuen.
- Wichtig ist immer die Sicherstellung von Giftresten und/oder Verpackungen verschluckter Substanzen. Diese sollten unbedingt dem Rettungsdienst bzw. dem Notarzt übergeben werden.
- Wichtig ist immer die Sicherstellung von Giftresten und/oder Verpackungen verschluckter Substanzen. Diese sollten unbedingt dem Rettungsdienst bzw. dem Notarzt übergeben werden.

FÜR KINDER GIFTIGE PFLANZEN

WAS VERSTEHT MAN UNTER GIFTPFLANZEN?

Giftigkeit ist relativ. Schon der Arzt Paracelsus prägte den Satz: »Allein die Dosis macht ein Gift«. Er meinte damit, dass der Wirkstoff, z. B. der Wirkstoff einer Pflanze, sowohl Heilmittel als auch Giftstoff sein kann. Ob und wie stark ein bestimmter Wirkstoff bei einem Menschen als Gift wirkt, hängt auch von seinem Körpergewicht und seinem allgemeinen Gesundheitszustand ab. Man sollte wissen, dass nicht jede artgleiche Pflanze einen vergleichbaren Wirkstoffgehalt hat. Dieser ist nämlich abhängig vom Erbgut der Pflanze, vom Standort, von Klima und Wetter, vom Alter und von der Vegetationsperiode. Auch die verschiedenen Teile einer Pflanze (z. B. Wurzel, Stängel, Blätter, Blüten, Früchte) können verschiedene Wirkstoffe bzw. Wirkstoffmengen enthalten.

Giftigkeit ist eine Frage der Dosis

Zur Gruppe der »Giftpflanzen« gehören Bäume, Sträucher und Pflanzen, deren Inhaltsstoffe bei Menschen und Tieren Gesundheitsstörungen hervorrufen können. Zur Vergiftung kommt es nur dann, wenn die kritischen Wirkstoffe in entsprechend hoher Dosierung auf den Körper einwirken. Bei geschluckten Giftstoffen verhindert zum Glück oftmals spontanes Erbrechen (körpereigener Schutzmechanismus), dass eine giftige Wirkstoffkonzentration entsteht.

Auch die Produkte der Natur sind giftig

Jugendliche konsumieren giftige Pflanzen als Drogen, womöglich in dem Glauben, ein Naturprodukt könne nicht so schlimm sein – ein gesundheitsschädlicher Irrtum. Kinder hingegen finden Gefallen an Beeren und Früchten giftiger Pflanzen. Auf den nächsten Seiten finden Sie deshalb die bei uns verbreiteten Bäume, Sträucher und Pflanzen, die für Kinder giftig sind, abgebildet. Die Giftwirkung und die erforderlichen Erste-Hilfe-Maßnahmen sind jeweils beschrieben.

Giftige Pflanzen im Garten und in der Natur im Überblick

Bäume und Sträucher

- Goldregen
- Eberesche (Vogelbeerbaum)
- Mahonie
- Zwergmispel
- Feuerdorn
- Eibe
- Seidelbast
- Rote und Schwarze Heckenkirsche
- Schneebeere (Knallerbse)
- Gemeiner Liguster
- Lorbeerkirsche
- Stechpalme
- Pfaffenhütchen
- Gemeiner und Wolliger Schneeball
- Rosskastanie
- Lebensbaum
- Sadebaum (Sevenstrauch)
- Wunderbaum
- Oleander
- Gemeiner Efeu
- Robinie (Falsche Akazie)
- Faulbaum
- Besenginster

Pflanzen

- Maiglöckchen
- Garten- und Feuerbohne
- Tollkirsche
- Bittersüßer Nachtschatten
- Schwarzer Nachtschatten
- Kartoffel
- Gefleckter Aronstab
- Stechapfel
- Schwarzes Bilsenkraut
- Wasserschierling
- Gefleckter Schierling
- Virginischer Tabak
- Blauer und Gelber Eisenhut
- Herbstzeitlose
- Rotbeerige und Schwarzbeerige Zaunrübe
- Gelbe und Blaue Lupine
- Christrose
- Riesen- und Wiesenbärenklau
- Zypressen- und Gartenwolfsmilch
- Scharfer Hahnenfuß

Topfpflanzen

- Dieffenbachie
- Korallenbäumchen
- Weihnachtsstern
- Alpenveilchen

GIFTPFLANZEN

Goldregen (Laburnum anagyroides)

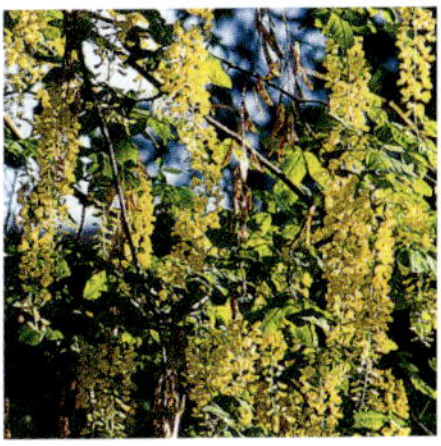

Giftige Teile: alle Teile, vor allem die Samen.
Symptome: Ca. eine halbe bis eine Stunde nach dem Verzehr kommt es zu Erbrechen, Übelkeit, Bauchschmerzen, Schwitzen, Blässe und Speichelfluss. In besonders schweren Fällen tritt Bewusstlosigkeit ein, es kommt zu Krampfanfällen und Kreislaufversagen.

So helfen Sie richtig

- Allgemeine Maßnahmen bei Vergiftungen (siehe Seite 135f.).
- Erweiterte Maßnahmen: eventuell Wiederbelebungsmaßnahmen.

Eberesche (Sorbus aucuparia; Vogelbeerbaum)

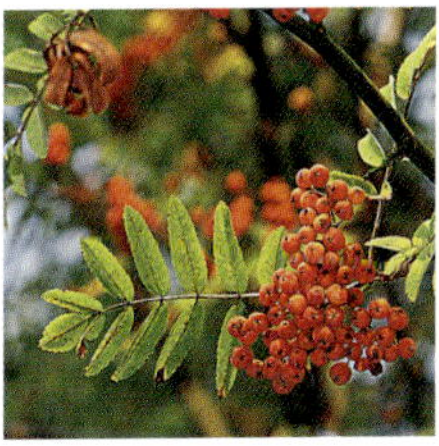

Giftige Teile: An der Eberesche sind nur die frischen Früchte schwach giftig.
Symptome: Nur nach dem Verzehr größerer Mengen kann es zu Erbrechen und Durchfall kommen.

So helfen Sie richtig

- Allgemeine Maßnahmen bei Vergiftungen (siehe Seite 135f.).
- Erweiterte Maßnahmen: nicht notwendig, gegebenenfalls Erste Hilfe bei Erbrechen.

Mahonie (Mahonia aquifolium)

Giftige Teile: Die Wurzel und die Stammrinde sind giftig, die blauen Früchte sind nur schwach giftig.

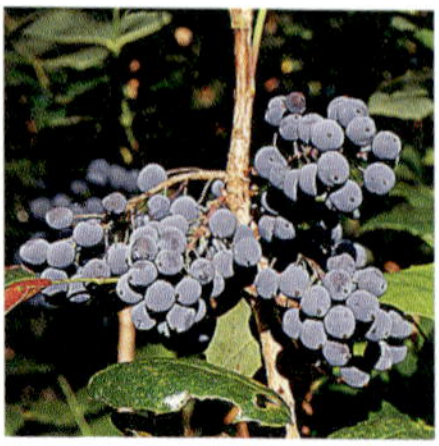

Symptome: Nur nach dem Verzehr größerer Mengen Früchte (mehr als 50) kann es zu Erbrechen und Durchfall kommen. Werden eine größere Menge Rinde und Wurzelstücke aufgenommen, können Benommenheit und Nierenreizung auftreten.

So helfen Sie richtig

- Allgemeine Maßnahmen bei Vergiftungen (siehe Seite 135f.).
- Erweiterte Maßnahmen: nicht notwendig.

Zwergmispel (Cotoneasterarten)

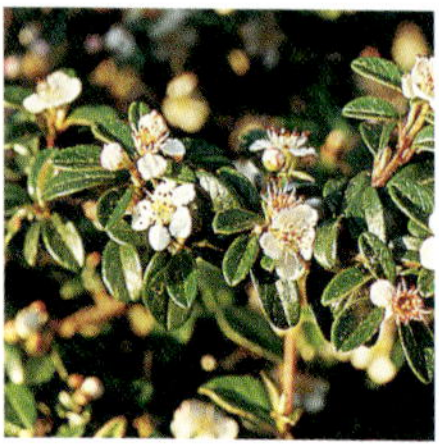

Giftige Teile: alle Teile, einschließlich der roten Früchte (schwach giftig).
Symptome: Allenfalls nach dem Verzehr größerer Mengen kann es zu Erbrechen kommen.

So helfen Sie richtig

- Allgemeine Maßnahmen bei Vergiftungen (siehe Seite 135f.).
- Erweiterte Maßnahmen: nicht notwendig, gegebenenfalls Erste Hilfe bei Erbrechen.

Eibe (Taxus baccata)

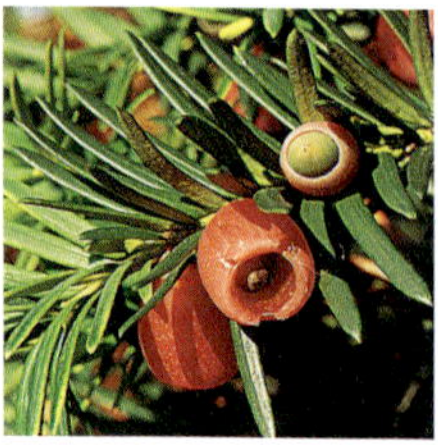

Giftige Teile: Die Nadeln und die zerkauten Samen sind sehr giftig, dagegen ist der rote Samenmantel (süßlich schmeckend) ungiftig.
Symptome: Wenn die Samen beim Verzehr der »Beeren« zerkaut werden, sind schwere Vergiftungen zu befürchten. Nach dem Hinunterschlucken von Nadeln bzw. dem Zerkauen der Samen kann es schon nach etwa einer Stunde zu Übelkeit, Erbrechen und Bauchschmerzen kommen, später auch zu Durchfall,

weiten Pupillen und auffallend roten Lippen, in schweren Fällen auch zu Bewusstlosigkeit und Herzrasen; Todesfolge möglich.

So helfen Sie richtig

- Allgemeine Maßnahmen bei Vergiftungen (siehe Seite 135f.).
- Erweiterte Maßnahmen: nicht notwendig, gegebenenfalls Wiederbelebungsmaßnahmen.

Rote und Schwarze Heckenkirsche (Lonicera xylosteum, Lonicera nigra)

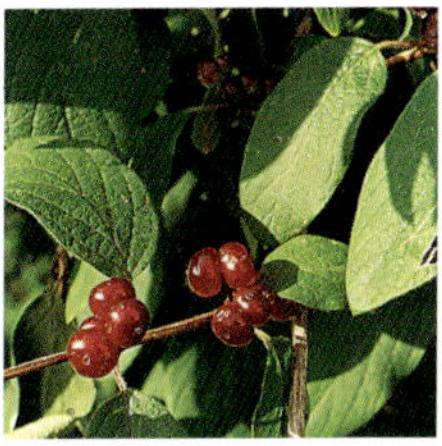

Giftige Teile: die roten bzw. schwarzen Beeren (schwach giftig).
Symptome: Nach dem Verzehr größerer Mengen (ab ca. zehn Beeren) kann es zu Bauchschmerzen, Erbrechen und Durchfall kommen.

So helfen Sie richtig

- Allgemeine Maßnahmen bei Vergiftungen (siehe Seite 135f.).
- Erweiterte Maßnahmen: nicht notwendig, gegebenenfalls Erste Hilfe bei Erbrechen.

Echter Seidelbast (Daphne mezereum)

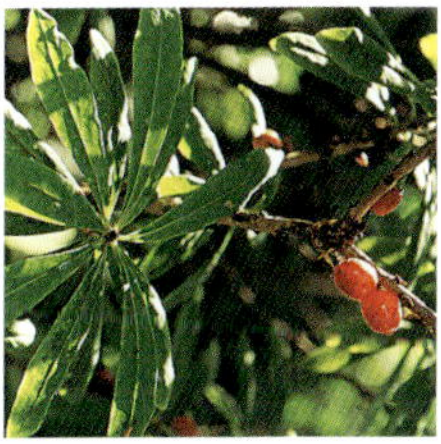

Giftige Teile: alle Teile, auch die Samen und roten Beeren.
Symptome: Nach dem Verzehr schon kleiner Mengen treten in wenigen Minuten Kratzen und Brennen im Mund mit Lippen- und Gesichtsschwellungen auf. In der Folge kommt es zu Schluckbeschwerden, starken Kopf- und Bauchschmerzen, Brechreiz und blutigem Durchfall. Der Verzehr von Beeren verläuft dagegen glimpflicher, wenn die Samen nicht zerkaut werden. Schon die bloße Berüh-

rung von Pflanzenteilen kann auf der Haut Rötung, Blasen und Pusteln hervorrufen.

So helfen Sie richtig

- Allgemeine Maßnahmen bei Vergiftungen (siehe Seite 135f.).
- Erweiterte Maßnahmen: durch den Rettungsdienst und im Krankenhaus.

Lorbeerkirsche (Prunus laurocerasus)

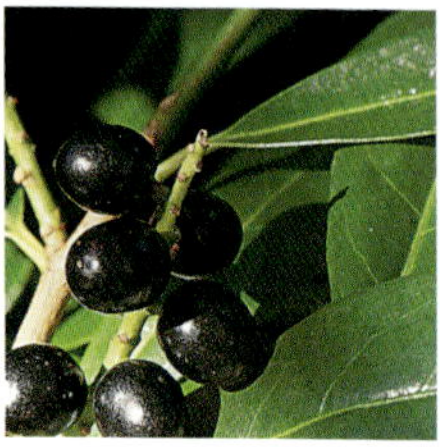

Giftige Teile: alle Teile, insbesondere Samen und Blätter. Weniger giftig ist das Fruchtfleisch der zunächst roten, später schwarzen Früchte.

Symptome: Wenn Kinder die Samen ausspucken oder unzerkaut hinunterschlucken, sind Erbrechen und Bauchschmerzen zu erwarten. Die zerkauten Samen können Kratzen im Hals, Erregung, verstärkte Atmung hervorrufen.

So helfen Sie richtig

- Allgemeine Maßnahmen bei Vergiftungen (siehe Seite 135f.).
- Erweiterte Maßnahmen: durch den Rettungsdienst und im Krankenhaus.

Pfaffenhütchen (Euonymus europaeus)

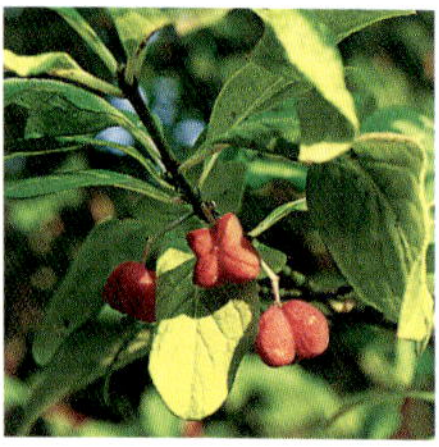

Giftige Teile: alle Teile, vor allem die roten Früchte.

Symptome: Ca. 3 bis 24 Stunden nach der Aufnahme von Pflanzenteilen treten Erbrechen, Bauchschmerzen und starker Durchfall auf, auch Kreislaufstörungen sind möglich.

So helfen Sie richtig

- Allgemeine Maßnahmen bei Vergiftungen (siehe Seite 135f.).
- Erweiterte Maßnahmen: gegebenenfalls Maßnahmen bei Schock (siehe Seite 64).

Lebensbaum (Thuja occidentalis, Thuja orientalis)

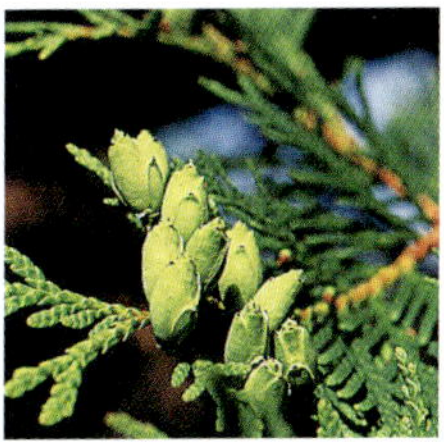

Giftige Teile: alle Teile, insbesondere die Zweigspitzen und Zapfen.

Symptome: Nach dem Verzehr von Pflanzenteilen können Erbrechen, Durchfall und Bauchschmerzen auftreten, in schweren Fällen auch Krampfanfälle und Nierenschäden. Das Öl des Lebensbaums kann Hautentzündungen verursachen.

So helfen Sie richtig

- Allgemeine Maßnahmen bei Vergiftungen (siehe Seite 135f.).
- Erweiterte Maßnahmen: im Krankenhaus.

Sadebaum (Juniperus sabina; Sevenstrauch)

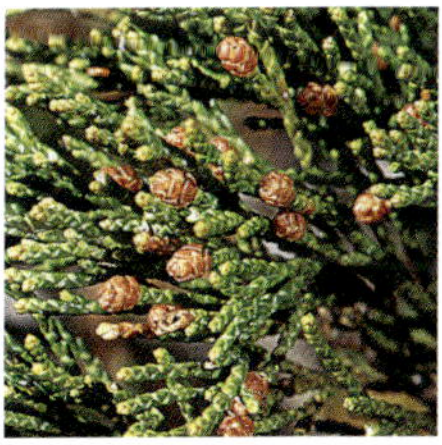

Giftige Teile: Alle Teile des Sadebaums sind giftig, am stärksten die jungen Triebe.

Symptome: Nach dem Verzehr von Pflanzenteilen können Erbrechen und Durchfall auftreten, in schweren Fällen auch Nierenschäden, Krampfanfälle und Lähmungen. Das Sadebaumöl kann Blasen auf der Haut, aber auch tiefer gehende Schäden verursachen.

So helfen Sie richtig

- Allgemeine Maßnahmen bei Vergiftungen (siehe Seite 135f.).
- Erweiterte Maßnahmen: durch Rettungsdienst, im Krankenhaus.

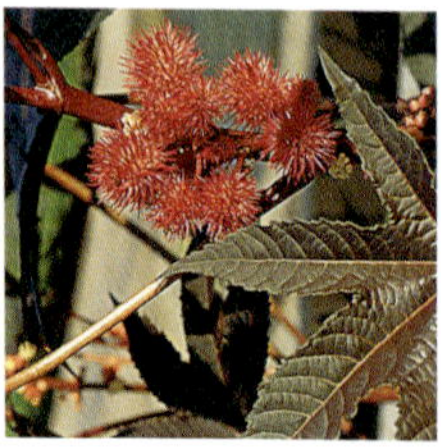

Wunderbaum (Ricinus communis)

Giftige Teile: Die Samen sind als sehr giftig einzustufen.

Symptome: Nach dem Verzehr der Samen treten zunächst Erbrechen, Bauchschmerzen und Durchfall auf. In schweren Fällen kommt es zu Nierenentzündung, Nierenversagen, Kreislaufstörungen. Die Vergiftung kann tödlich verlaufen.

So helfen Sie richtig

- Allgemeine Maßnahmen bei Vergiftungen (siehe Seite 135f.).
- Erweiterte Maßnahmen: durch Rettungsdienst, im Krankenhaus.

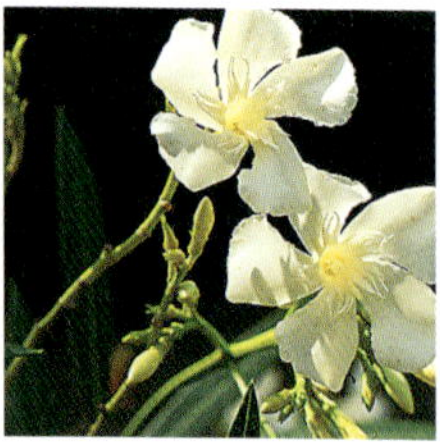

Oleander (Nerium oleander)

Giftige Teile: Alle Teile des Oleanders gelten als giftig.

Symptome: Der Verzehr von Pflanzenteilen führt zu Erbrechen. In schweren Fällen kommt es zu kolikartigen Bauchschmerzen und zu Herzrhythmusstörungen.

So helfen Sie richtig

- Allgemeine Maßnahmen bei Vergiftungen (siehe Seite 135f.).
- Erweiterte Maßnahmen: nicht notwendig, gegebenenfalls Erste Hilfe bei Erbrechen.

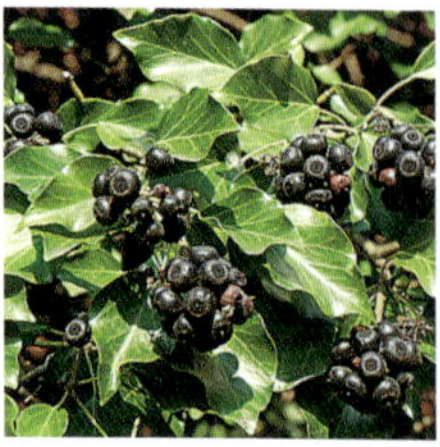

Gemeiner Efeu (Hedera helix)

Giftige Teile: die Efeublätter und vor allem die schwarzen Beeren.

Symptome: Nach dem Verzehr von Beeren kann es zu Brennen im Rachen, Erbrechen und/oder Durchfall kommen. Häufiges Anfassen von Efeublättern/Efeuwurzeln kann zu unangenehmen Hautentzündungen führen.

So helfen Sie richtig

- Allgemeine Maßnahmen bei Vergiftungen (siehe Seite 135f.).
- Erweiterte Maßnahmen: nicht notwendig.

Faulbaum (Rhamnus frangula)

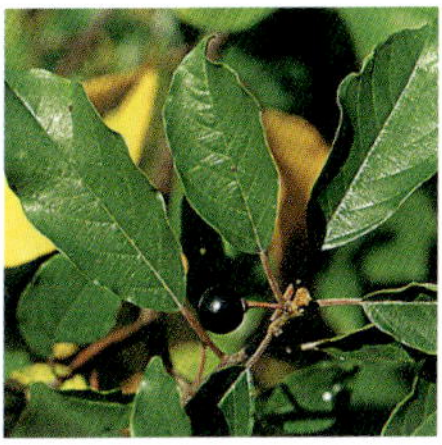

Giftige Teile: die Rinde und die roten, später schwarzen Beeren.

Symptome: Nach dem Verzehr kommt es zu Erbrechen, Übelkeit und/oder Durchfall. Nach dem Verzehr größerer Mengen treten kolikartige Bauchschmerzen, schwere Durchfälle und Krampfanfälle auf.

So helfen Sie richtig

- Allgemeine Maßnahmen bei Vergiftungen (siehe Seite 135f.).
- Erweiterte Maßnahmen: nicht notwendig.

Maiglöckchen (Convallaria majalis)

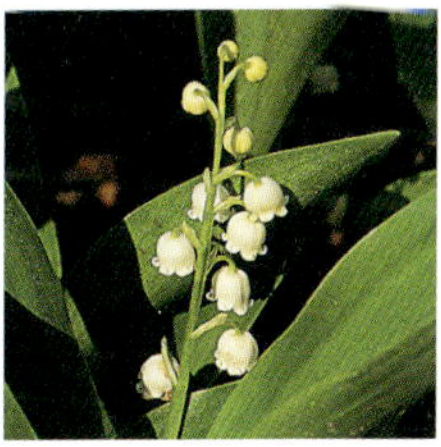

Giftige Teile: alle Teile, einschließlich der roten Beeren.

Symptome: Nach dem Verzehr treten Erbrechen und Durchfall auf. Die herzschädigenden Wirkstoffe werden zum Glück schlecht aus dem Darm aufgenommen; daher kommt es nur selten zu Herzrhythmusstörungen.

So helfen Sie richtig

- Allgemeine Maßnahmen bei Vergiftungen (siehe Seite 135f.).
- Erweiterte Maßnahmen: durch den Rettungsdienst und im Krankenhaus.

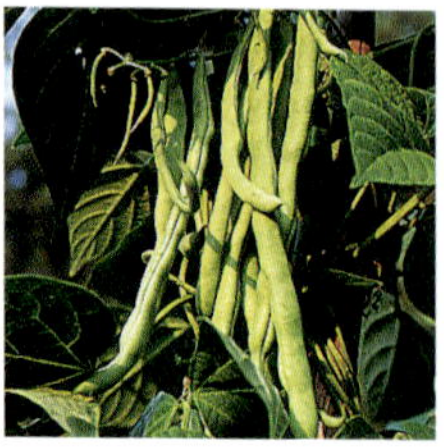

Garten- und Feuerbohne (Phaseolus vulgaris, Phaseolus coccineus)

Giftige Teile: die rohen Bohnen (manchmal schon nach dem Verzehr geringer Mengen).

Symptome: Ca. zwei bis drei Stunden nach dem Verzehr können blutiges Erbrechen, Bauchschmerzen, blutiger Durchfall, Herzrasen, Kreislaufkollaps (Schock) und Krampfanfälle auftreten.

So helfen Sie richtig

- Allgemeine Maßnahmen bei Vergiftungen (siehe Seite 135f.).
- Erweiterte Maßnahmen: durch den Rettungsdienst und im Krankenhaus, gegebenenfalls Schockmaßnahmen.

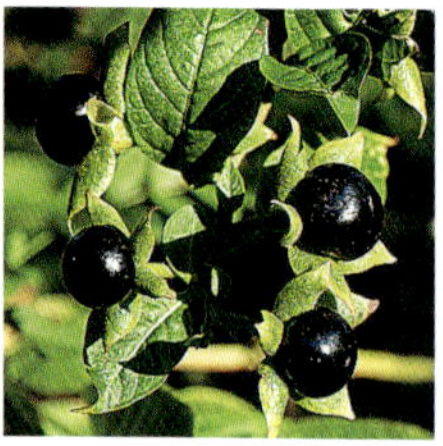

Tollkirsche (Atropa belladonna)

Giftige Teile: alle Teile, vor allem aber Wurzeln und Samen.

Symptome: Nach dem Verzehr kommt es zur Austrocknung der Schleimhäute, Rötung des Gesichts, zu starkem Durst, beschleunigtem Puls und weiten Pupillen, in schweren Fällen auch zu Gleichgewichtsstörungen, Übererregbarkeit, Sehstörungen, Krampfanfällen. Die Vergiftung kann tödlich verlaufen.

So helfen Sie richtig

- Allgemeine Maßnahmen bei Vergiftungen (siehe Seite 135f.).
- Erweiterte Maßnahmen: durch den Rettungsdienst und im Krankenhaus.

Bittersüßer Nachtschatten (Solanum dulcamarum) und Schwarzer Nachtschatten (Solanum nigrum)

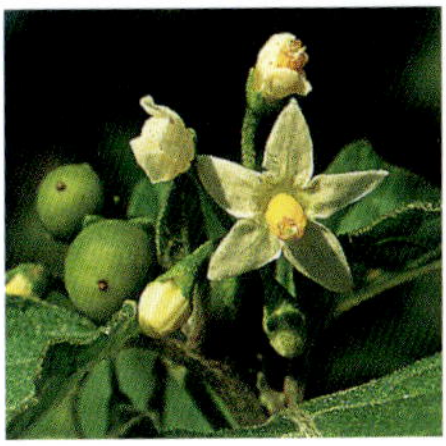

Giftige Teile: alle Teile einschließlich der noch unreifen grünen Beeren. Die reifen roten oder schwarzen Beeren enthalten nur noch sehr geringe Giftmengen.

Symptome: Werden größere Mengen verzehrt, kann es sofort oder auch erst nach Stunden zu Kratzen im Hals, Erbrechen und Bauchschmerzen kommen, in schweren Fällen auch zu Sinnestäuschung, Ruhelosigkeit und Krampfanfällen.

So helfen Sie richtig

- Allgemeine Maßnahmen bei Vergiftungen (siehe Seite 135f.).
- Erweiterte Maßnahmen: nicht notwendig.

Kartoffel (Solanum tuberosum)

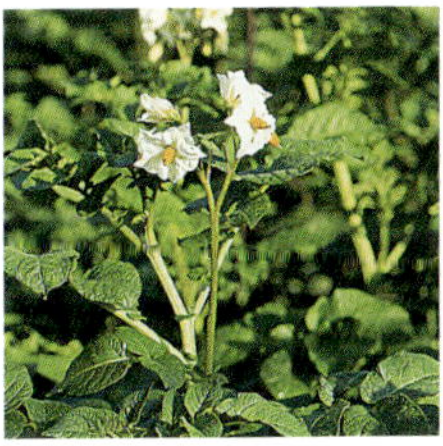

Giftige Teile: alle oberirdischen Teile, einschließlich der grünen Beeren, auch die Kartoffelkeime. Die Kartoffelknolle dagegen ist nur dann giftig, wenn sie bei zu viel Licht gelagert wurde (Grünfärbung).

Symptome: Nach dem Verzehr kann es ähnlich wie bei anderen Nachtschattengewächsen zu Halsschmerzen, Erbrechen, Bauchschmerzen und Durchfall kommen, in schweren Fällen auch zu optischen Täuschungen, Angstzuständen und Krampfanfällen.

So helfen Sie richtig

- Allgemeine Maßnahmen bei Vergiftungen (siehe Seite 135f.).
- Erweiterte Maßnahmen: nicht notwendig.

Gefleckter Aronstab (Arum maculatum)

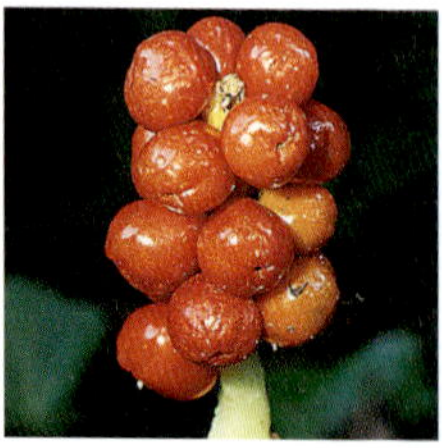

Giftige Teile: alle frischen Pflanzenteile sowie die roten Früchte.

Symptome: Nach dem Verzehr treten Brennen und Prickeln im Mund auf. Es kommt zu Erbrechen, Bauchschmerzen und Durchfall, in schweren Fällen auch zu Erregung, Schwindel sowie Krämpfen der Extremitäten.

So helfen Sie richtig

- Allgemeine Maßnahmen bei Vergiftungen (siehe Seite 135f.).

Stechapfel (Datura stramonium)

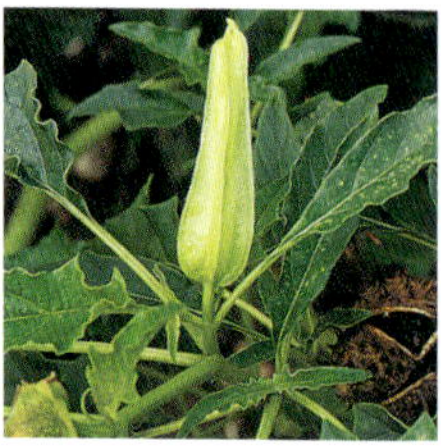

Giftige Teile: Alle Teile des Stechapfels, insbesondere die Wurzeln und Samen, werden als sehr giftig eingestuft.

Symptome: Die Vergiftungserscheinungen sind mit denen durch die Tollkirsche (siehe Seite 156) vergleichbar. Halluzinationen stehen im Vordergrund. Rötung des Gesichts und beschleunigter Puls können fehlen.

So helfen Sie richtig

- Allgemeine Maßnahmen bei Vergiftungen (siehe Seite 135f.).
- Erweiterte Maßnahmen: Rettungsdienst und im Krankenhaus.

Schwarzes Bilsenkraut (Hyoscyamus niger)

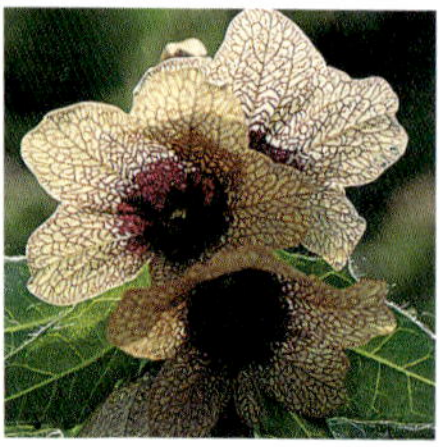

Giftige Teile: Giftig sind alle Teile, insbesondere die Samen.

Symptome: Auch hier sind die Vergiftungserscheinungen mit denen durch die Tollkirsche (siehe Seite 156) vergleichbar.

So helfen Sie richtig

- Allgemeine Maßnahmen bei Vergiftungen (siehe Seite 135f.).
- Erweiterte Maßnahmen: Rettungsdienst und im Krankenhaus.

Wasserschierling (Cicuta virosa)

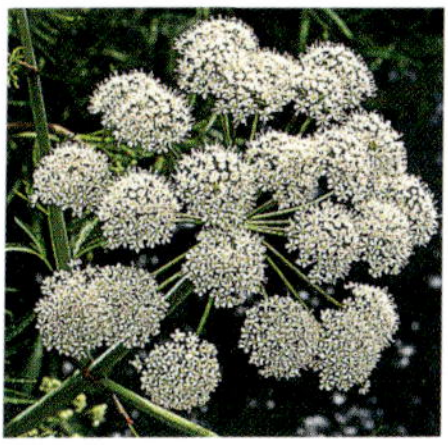

Giftige Teile: Alle frischen Pflanzenteile, vor allem die sellerieähnlichen Wurzeln, gelten als sehr giftig.

Symptome: Nach dem Kauen schon kleiner Wurzelstückchen treten nach einer halben bis einer Stunde heftiges Brennen im Mund und Erbrechen auf, in schweren Fällen Krampfanfälle. Die Vergiftung kann tödlich verlaufen.

So helfen Sie richtig

- Allgemeine Maßnahmen bei Vergiftungen (siehe Seite 135f.).
- Erweiterte Maßnahmen: durch den Rettungsdienst und im Krankenhaus

Gefleckter Schierling (Conium maculatum)

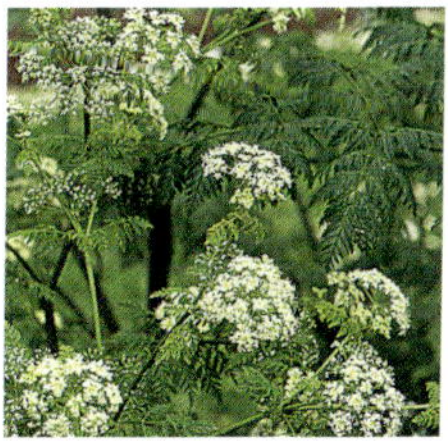

Giftige Teile: Alle Teile, vor allem die Früchte, sind sehr giftig.

Symptome: Nach dem Verzehr treten heftiges Erbrechen und Herzrasen auf. Die Pupillen weiten sich, und es kommt zu Lähmungen, die von den Beinen her aufsteigen. Die Vergiftung kann tödlich verlaufen.

So helfen Sie richtig

- Allgemeine Maßnahmen bei Vergiftungen (siehe Seite 135f.).
- Erweiterte Maßnahmen: Rettungsdienst und im Krankenhaus.

Virginischer Tabak (Nicotiana tabacum)

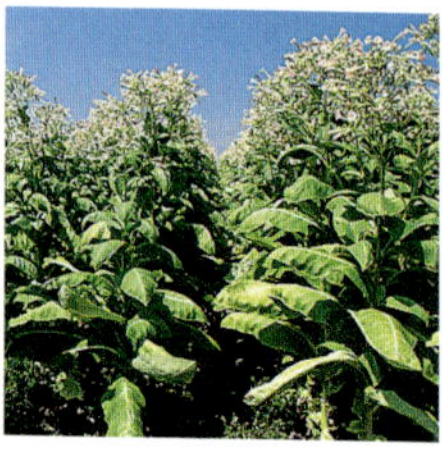

Giftige Teile: alle Teile, frisch und getrocknet, auch die Samen.

Symptome: Leichte Nikotinvergiftungen nach dem Verzehr geringer Mengen führen zu Erbrechen, Übelkeit, Durchfall, Schwindel, Kopfschmerzen und Händezittern. Schwere Vergiftungen sind gekennzeichnet durch Blässe, kalten Schweiß, Herzrasen, Krampfanfälle und Bewusstseinsverlust. Die Vergiftung kann durch eine Atemlähmung tödlich enden.

So helfen Sie richtig

- Allgemeine Maßnahmen bei Vergiftungen (siehe Seite 135f.).
- Erweiterte Maßnahmen: durch den Rettungsdienst und im Krankenhaus.

Roter Fingerhut (Digitalis purpurea)

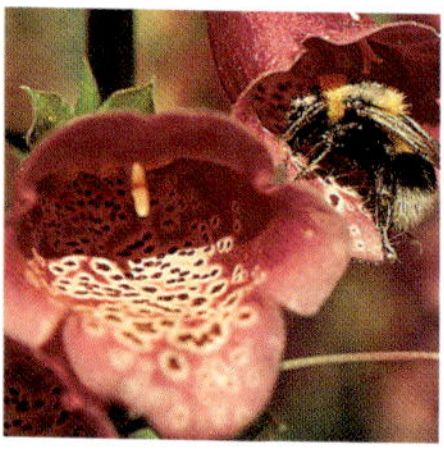

Giftige Teile: Alle Teile der Pflanze sind giftig.

Symptome: Nach dem Verzehr kommt es zu Übelkeit, Erbrechen und Leibschmerzen. Wenn das Gift nicht erbrochen wird, treten Herzrhythmusstörungen, Sehstörungen und Halluzinationen auf.

So helfen Sie richtig

- Allgemeine Maßnahmen bei Vergiftungen (siehe Seite 135f.).
- Erweiterte Maßnahmen: durch den Rettungsdienst und im Krankenhaus.

Blauer und Gelber Eisenhut (Aconitum napellus, Aconitum vulparia)

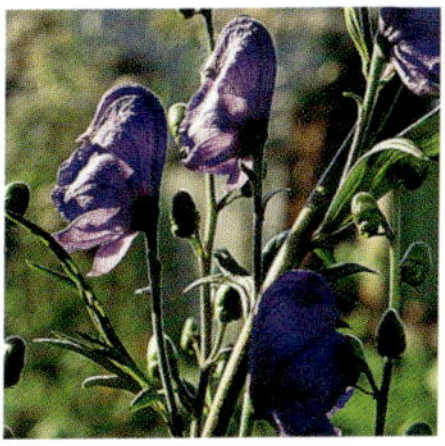

Giftige Teile: Alle Teile, vor allem Wurzeln und Samen, gelten als sehr giftig.
Symptome: Schon ca. 10 bis 20 Minuten nach dem Verzehr treten erste Symptome auf. Es kommt zu Brennen und Kribbeln im Mund, in den Fingern und Zehen. Völlige Taubheit der Haut mit Kältegefühl stellt sich ein. Hinzu kommen heftiges Erbrechen und kolikartiger Durchfall. In gravierenden Fällen können auch starke Muskelschmerzen, Herzrhythmusstörungen und Lähmungen auftreten. Die Vergiftung kann durch Atemlähmung oder Kreislaufversagen tödlich enden.

So helfen Sie richtig

- Allgemeine Maßnahmen bei Vergiftungen (siehe Seite 135f.).
- Erweiterte Maßnahmen: Wiederbelebungsmaßnahmen.

Herbstzeitlose (Colchicum autumnale)

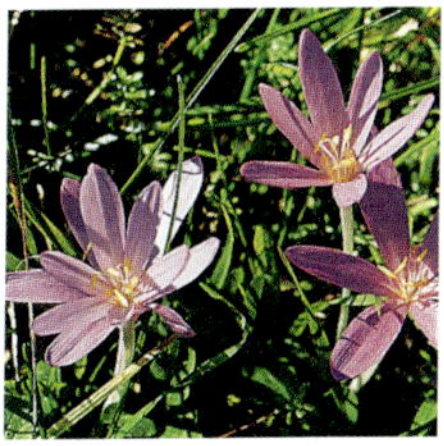

Giftige Teile: Alle Teile, insbesondere die Wurzeln und Samen, gelten als sehr giftig.
Symptome: Ca. zwei bis sechs Stunden nach dem Verzehr kann es zu Brennen im Mund, Schluckbeschwerden, Erbrechen und Durchfall kommen. In schweren Fällen treten Herzrasen, Krampfanfälle und aufsteigende Lähmungen auf. Die Vergiftung kann durch die Atemlähmung tödlich verlaufen.

So helfen Sie richtig

- Allgemeine Maßnahmen bei Vergiftungen (siehe Seite 135f.).
- Erweiterte Maßnahmen: gegebenenfalls Wiederbelebungsmaßnahmen.

Rotbeerige und Schwarzbeerige Zaunrübe (Bryonia dioica, Bryonia alba)

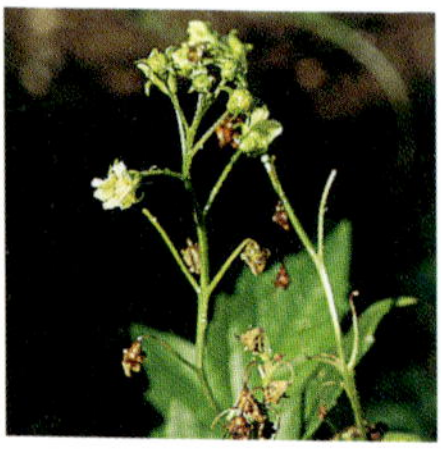

Giftige Teile: alle Teile, einschließlich der roten bzw. schwarzen Beeren.

Symptome: Der Verzehr führt zu heftigen Bauchschmerzen, Erbrechen und blutigem Durchfall, in schweren Fällen zu Nierenschäden. Durch den Hautkontakt mit Pflanzensaft können Rötungen und Blasen entstehen.

So helfen Sie richtig

- Allgemeine Maßnahmen bei Vergiftungen (siehe Seite 135f.).
- Erweiterte Maßnahmen: durch den Rettungsdienst und im Krankenhaus.

Christrose (Helleborus niger)

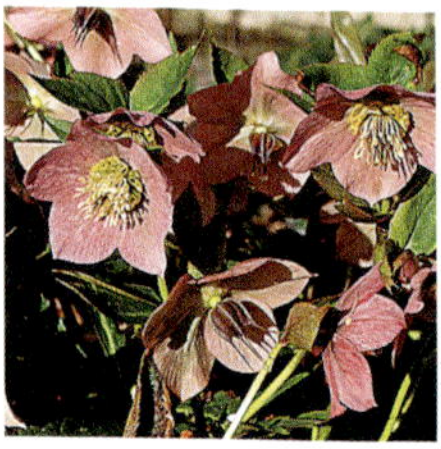

Giftige Teile: Alle Teile der Christrose sind giftig.

Symptome: Nach dem Verzehr tritt Kratzen in Mund und Rachen auf. Vermehrter Speichelfluss, Erbrechen, Bauchschmerzen, Durchfall und weite Pupillen sind weitere Vergiftungszeichen.

So helfen Sie richtig

- Allgemeine Maßnahmen bei Vergiftungen (siehe Seite 135f.).
- Erweiterte Maßnahmen: nicht notwendig.

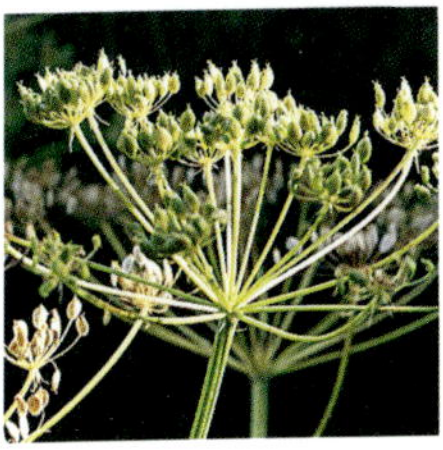

Riesenbärenklau (Heracleum mantegazzianum; Herkulesstaude) Wiesenbärenklau (Heracleum spondylium)

Giftige Teile: Der Stängelsaft des Bärenklaus ist giftig.

Symptome: Wenn der austretende Saft auf die Haut gelangt, bilden sich durch das Sonnenlicht Hautrötungen und Brandblasen – vergleichbar Verbrennungen 1. und 2. Grades.

So helfen Sie richtig

- Allgemeine Maßnahmen bei Vergiftungen (siehe Seite 135f.).
- Erweiterte Maßnahmen: Versorgung der Verbrennungen (siehe Seite 121ff.).

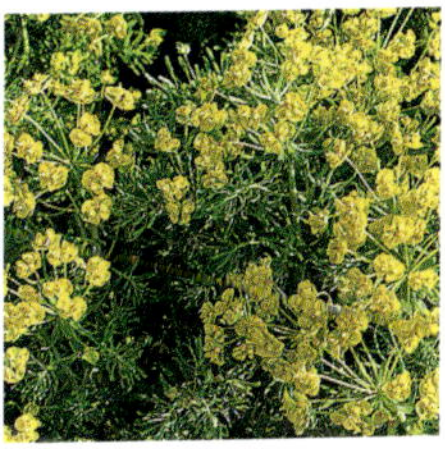

Zypressen- und Gartenwolfsmilch (Euphorbia cyparissias, Euphorbia peplus)

Giftige Teile: Durch den giftigen Milchsaft gelten alle Pflanzenteile als giftig.

Symptome: Nach dem Verzehr bilden sich im Mund schmerzhafte Blasen. Es kann zu Erbrechen, Bauchschmerzen und Durchfall kommen. In schweren Fällen kann dies auch zu Kreislaufstörungen und Krampfanfällen führen. Auf der Haut entstehen durch den Milchsaft Blasen und Pusteln. Milchsaftspritzer verursachen im Auge manchmal Bindehaut- und Hornhautentzündung.

So helfen Sie richtig

- Allgemeine Maßnahmen bei Vergiftungen (siehe Seite 135f.).
- Erweiterte Maßnahmen: nicht notwendig

GIFTIGE TOPFPFLANZEN

Dieffenbachie (Dieffenbachia)

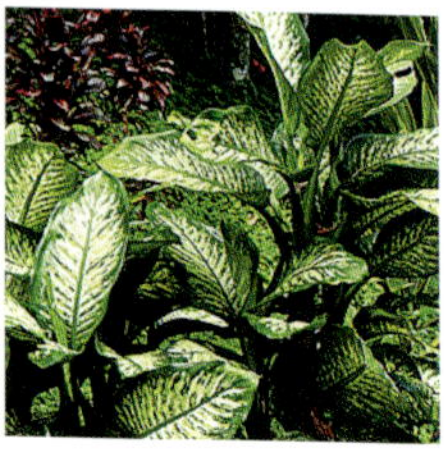

Giftige Teile: Durch den giftigen Pflanzensaft sind alle Pflanzenteile giftig.

Symptome: Der Verzehr frischer Pflanzenteile führt innerhalb von 30 Minuten zu Rötung, Schwellung und starken Schmerzen im Mundbereich sowie zu Schluckbeschwerden. Die schnell einsetzenden Beschwerden im Mundbereich verhindern bei Kindern meist den Verzehr größerer Mengen. Andernfalls muss mit schweren Schädigungen der Magenschleimhaut gerechnet werden. Pflanzensaftspritzer in die Augen verursachen schmerzhafte Entzündungen der Horn- und der Bindehaut.

Alpenveilchen (Cyclamen persicum)

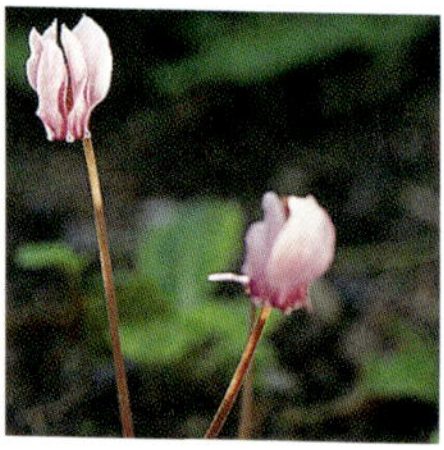

Giftige Teile: Die Knolle des Alpenveilchens ist giftig, Blüten und Blätter sind dagegen ungiftig.

Symptome: Bereits kleine Stückchen der Knolle können Erbrechen und/oder Durchfall verursachen, in schweren Fällen auch Krampfanfälle und Lähmungen.

Weihnachtsstern (Euphorbia pulcherrima)

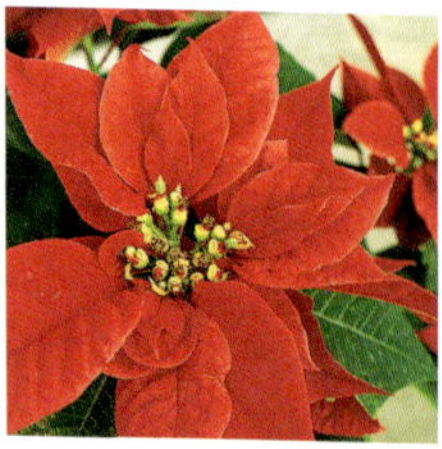

Giftige Teile: Schwach giftig ist nur der Milchsaft.

Symptome: Der Verzehr führt zu Bauchschmerzen, Erbrechen und/oder Durchfall.

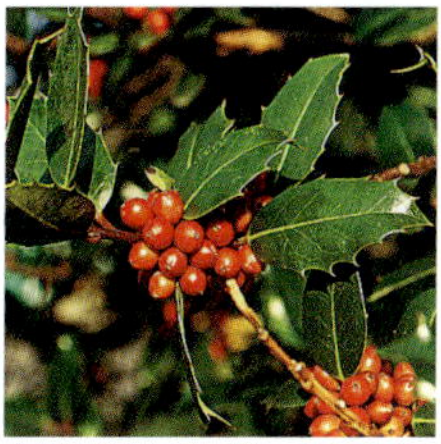

Europäische Stechpalme (Ilex aquifolium)

Giftige Teile: Giftig sind die roten Früchte.

Symptome: Der Verzehr führt zu Bauchschmerzen, Erbrechen und Durchfall.

So helfen Sie richtig

Allgemeine Maßnahmen bei Vergiftungen (siehe Seite 135f.).

WEITERE SCHWACH GIFTIGE PFLANZEN

Die abgebildeten Pflanzen gelten als schwach giftig. Ihr Verzehr führt zu Bauchschmerzen, Erbrechen und/oder Durchfall. Schwere Gesundheitsstörungen sind aber nicht zu erwarten.

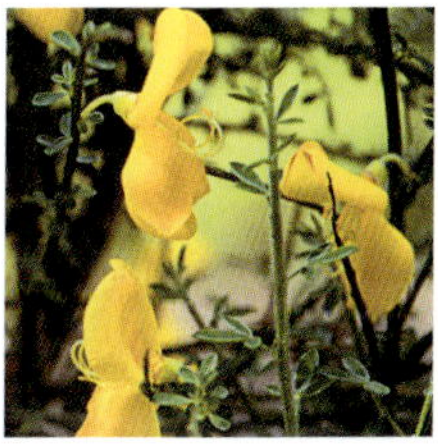

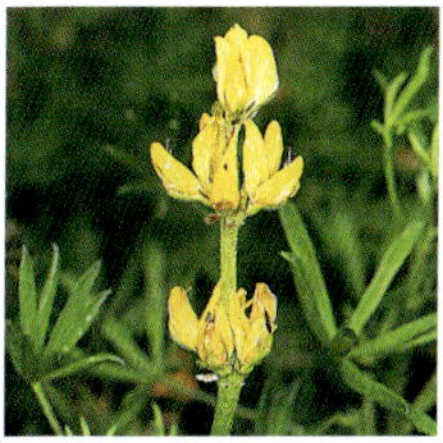

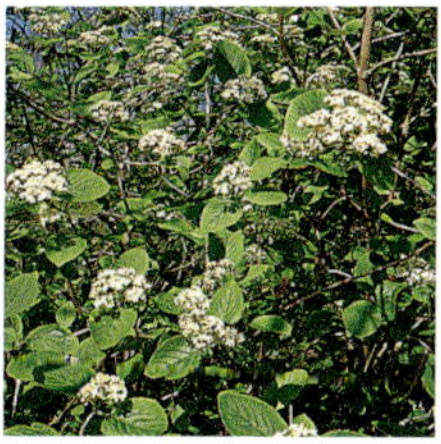

Besenginster (Cytisus scoparius).

Giftig sind Blätter und Samen. Nur beim Verzehr größerer Mengen der Blätter und Samen können Kreislaufstörungen auftreten.

Gelbe Lupine (Lupinus angustifolius)

Schwach giftig sind die Samen. Nur in schweren Fällen können Herzrhythmusstörungen auftreten.

Gemeiner und Wolliger Schneeball (Viburnum lantana)

Schwach giftig sind Rinde, Blätter und die roten (Gemeiner Schneeball) bzw. schwarzen (Wolliger Schneeball) Beeren.

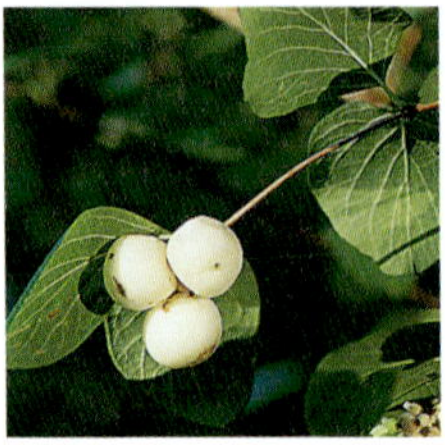 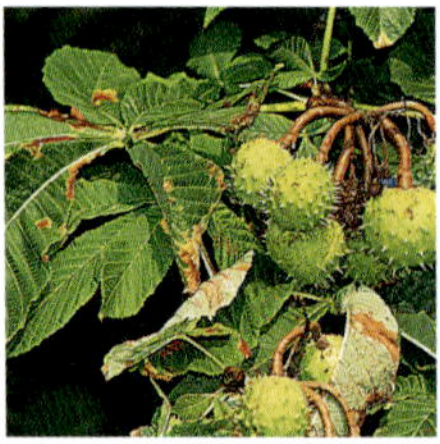 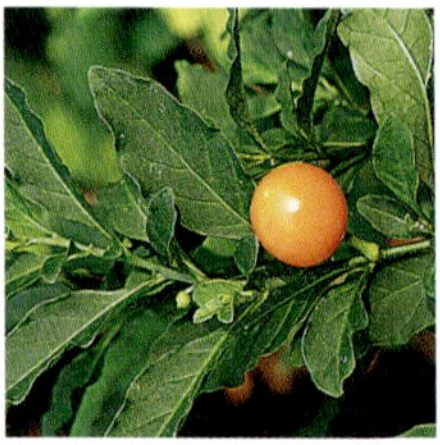

Schneebeere (Symphoricarpos albus)
Schwach giftig sind die weißen Beeren in größeren Mengen.

Rosskastanie (Aesculus hippocastanum)
Schwach giftig sind die Früchte (Kastanien), vor allem die grünen.

Korallenbäumchen (Solanum pseudocapsicum)
Schwach giftig sind alle Teile und die korallenfarbigen Früchte.

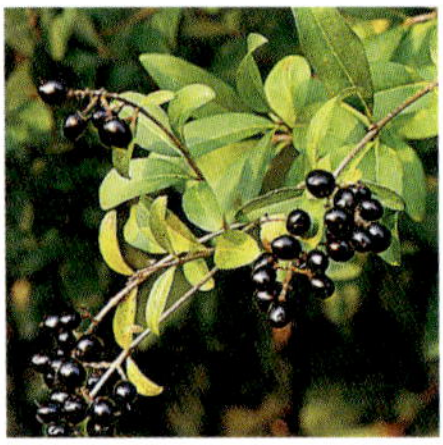 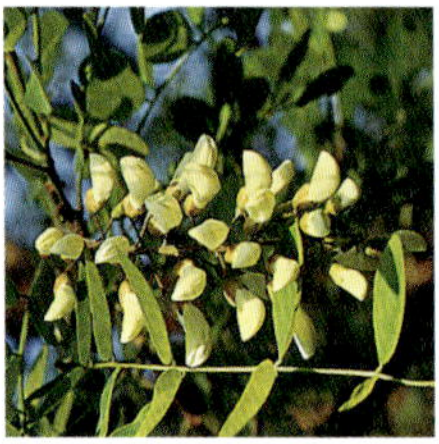 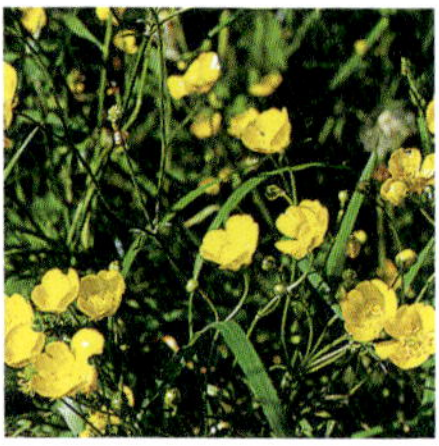

Gemeiner Liguster (Ligustrum vulgare)
Giftig sind die schwarzen Beeren.

Robinie (Robinia pseudoacacia; Falsche Akazie)
Giftig sind die Rinde und die Samen.

Scharfer Hahnenfuß (Ranunculus acris; Butterblume)
Giftig sind alle Teile.

Kapitel 10

AKUTE ERKRANKUNGEN

NOTFÄLLE AUFGRUND SCHWERER ERKRANKUNGEN

Wichtige menschliche Organe können nicht nur durch Unfälle geschädigt werden, sondern auch durch (chronische) Erkrankungen, die oft plötzlich und unerwartet ein akutes Krankheitsbild mit unmittelbarer Lebensgefahr entwickeln. Herzinfarkt und Schlaganfall sind hierfür die markantesten Beispiele. Meist liegen den akuten Vorfällen chronische Prozesse zugrunde, etwa Arteriosklerose (»Arterienverkalkung«, die sich über Jahrzehnte hinweg ausbildet) oder eine (nicht entdeckte) Zuckerkrankheit, die den Betroffenen ins Koma fallen lassen kann, oder aber Gallensteine, die irgendwann zu einer Kolik führen.

Dieses Kapitel macht Sie mit den Erste-Hilfe-Maßnahmen in solchen Akutfällen vertraut – die meisten davon sind Notfälle, die die sofortige Alarmierung des Rettungsdienstes erfordern.

HERZERKRANKUNGEN

MASSNAHMEN BEI HERZINFARKT

Der Herzinfarkt ist eine der häufigsten Herzerkrankungen. Die Ursache ist der plötzliche Verschluss einer Herzkranzarterie (Koronararterie). Der Herzmuskel wird über diese Gefäße mit Sauerstoff und Nährstoffen versorgt. Ein solcher Verschluss wird begünstigt durch jahrelange Einwirkung bestimmter Risikofaktoren, u. a. durch:

- Erbliche Vorbelastung
- Übergewicht
- Bluthochdruck
- Rauchen
- Stress
- Diabetes mellitus (Zuckerkrankheit)
- Bewegungsmangel
- Zu hohe Cholesterinwerte

Bei einer Arteriosklerose bilden sich Ablagerungen in den Arterien. Führen diese schließlich zum Verschluss einer Herzkranzarterie, wird ein Teil des Herzmuskels nicht mehr durchblutet. Er stirbt ab. Manchmal entsteht der Verschluss auch durch ein Blutgerinnsel (Thrombus), welches sich an der Engstelle einer Herzkranzarterie bilden kann und diese verstopft. Je nach Größe und Lage der betroffenen verschlossenen Herzkranzarterie ist ein mehr oder weniger großer Teil des Herzmuskels von der Sauerstoff- und Nährstoffversorgung ausgeschlossen. Somit sind auch die Auswirkungen eines Herzinfarkts unterschiedlich ausgeprägt. Er kann vom Betroffe-

Verengte Koronararterie

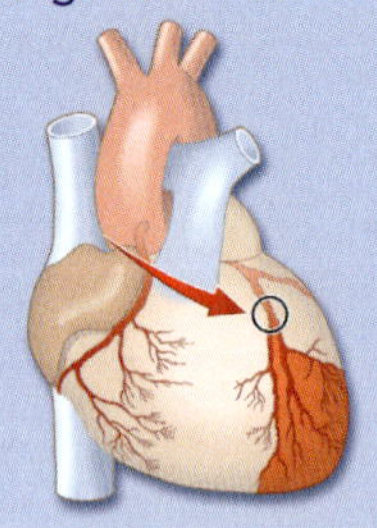

nen kaum bemerkt ablaufen, wenn der Ausfallbereich sehr klein ist; er kann aber auch mit sofortigem Herzstillstand verbunden sein. Bei einem Teil dieser Patienten gerät das Herz aus dem normalen Herzrhythmus in einen »Flimmerzustand«. Es erbringt dann keine Pumpleistung mehr.

Den Herzinfarkt erkennen

Zunächst gilt es, die Situation richtig zu erfassen (siehe dazu auch Angina pectoris, Seite 170).

- Die Patienten haben starke Schmerzen hinter dem Brustbein. Die Schmerzen strahlen oft in den linken Arm, die Schulter oder den Oberbauch aus.
- Die Betroffenen können sehr unruhig, manchmal allerdings auch sehr ruhig sein. Sie haben Angst.
- Das Gesicht ist blassgrau, meist schweißnass.
- Die Betroffenen sind geschwächt und klagen über Übelkeit, gelegentlich mit Erbrechen.
- Der Puls ist schwach, manchmal unregelmäßig.
- Der Blutdruck ist, abhängig vom Ausgangswert, meist gesenkt.

Da ein Herzinfarkt unterschiedlich stark ausgeprägt auftreten kann, sind auch die Symptome unterschiedlich intensiv ausgeprägt. Im schlimmsten Fall tritt ein plötzlicher Herz-Kreislauf-Stillstand ein. Die Betroffenen verlieren dann plötzlich das Bewusstsein, machen noch wenige Atemzüge in immer größer werdenden Abständen, dann tritt der Atemstillstand ein, der Puls am Hals ist nicht mehr tastbar.

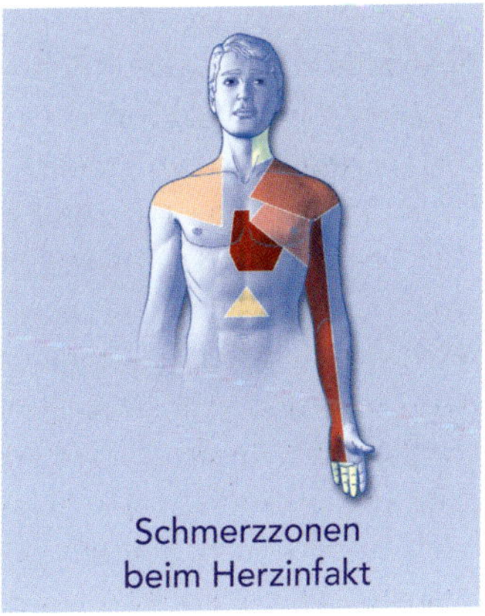

Schmerzzonen beim Herzinfakt

So helfen Sie richtig

- Notruf: Alarmieren Sie schnellstens den Rettungsdienst oder lassen Sie ihn durch einen weiteren Helfer alarmieren.
- Überprüfen Sie Bewusstsein, Atmung und Kreislauf.
- Ist der Betroffene bei Bewusstsein, lagern Sie ihn schonend und bequem mit erhöhtem Oberkörper. Dies entlastet das geschwächte Herz. Der Betroffene darf sich nicht anstrengen.
- Öffnen Sie enge Kleidung (Krawatte, Hemdkragen etc.).
- Schirmen Sie den Betroffenen gegenüber seiner Umgebung ab. Er braucht Ruhe, soll sich nicht aufregen.
- Bis zum Eintreffen des Rettungsdienstes müssen Sie den Patienten ständig betreuen und seinen Kreislauf überwachen.
- Beruhigen Sie den Patienten, reden Sie mit ihm. Betroffene haben bisweilen Todesangst und brauchen Ihre Zuwendung.
- Bei einem Herz-Kreislauf-Stillstand müssen Sie sofort Wiederbelebungsmaßnahmen einleiten (siehe Seite 50ff.), und wenn ein entsprechendes Defibrillationsgerät zur Verfügung steht und Sie damit umgehen können, eine Defibrillation (siehe Seite 53) durchführen. Diese Maßnahmen sind bis zum Eintreffen des Rettungsdienstes aufrechtzuerhalten.

MASSNAHMEN BEI ANGINA PECTORIS

Die Angina pectoris (Brustenge) kann als eine Art Vorstadium des Herzinfarkts bezeichnet werden. Dies bedeutet allerdings nicht, dass jede Angina pectoris irgendwann zu einem Herzinfarkt führen muss! Sie hat aber vergleichbare Vorbedingungen. Auch hier sind die Herzkranzgefäße verengt, machen aber unter normalen Bedingungen (noch) keine Beschwerden. Bei anstrengenden Tätigkeiten (z. B. Treppensteigen) oder Aufregung verengen sich die Gefäße jedoch weiter, und es kommt zu einem vorübergehenden Sauerstoffmangel im Herzmuskel. Dies führt zu anfallartigen Schmerzen im Brustkorb hinter dem Brustbein, verbunden mit einem starken Engegefühl im Brustkorb, Unruhe und oft auch panischer Angst.

So helfen Sie richtig

- Wiederbelebungsmaßnahmen sind nicht erforderlich, allerdings sind dieselben Maßnahmen wie beim Herzinfarkt (Notruf, Lagerung mit erhöhtem Oberkörper, Kreislaufkontrolle, Betreuung etc., siehe Seite 170) durchzuführen.
- Meist klingen die Beschwerden relativ schnell wieder ab, vor allem dann, wenn der Patient bereits über entsprechende Medikamente (Nitropräparate), meist in Sprayform, für einen Notfall verfügt und diese zur Anwendung kommen.
- Sie können bei der Einnahme dieser Medikamente behilflich sein. Das Präparat wird in den Mund gesprüht. Oder es wird eine Kapsel mit dem Präparat im Mund aufgebrochen und dann unter der Zunge durch die Schleimhaut aufgenommen.

MASSNAHMEN BEI ALLGEMEINER HERZSCHWÄCHE

Eine allgemeine Herzschwäche (Herzinsuffizienz) ist meist die Folge von Herzerkrankungen oder Vergiftungen; sie ist oft altersbedingt. Durch die mangelnde Pumpleistung des rechten (Rechtsherzschwäche), linken (Linksherzschwäche) oder des gesamten Herzens staut sich das Blut in den Gefäßen der Lunge und/oder des Körpers. Oft sind die Halsvenen gestaut.
Es entstehen entweder Wasseransammlungen (Ödeme) in der Lunge mit entsprechender Atemnot und Atemgeräuschen und/oder Wasseransammlungen in Körpergeweben, oft in den Beinen beginnend. Die Beine sind dann dick geschwollen, Schuhe und Strümpfe werden zu eng und hinterlassen tiefe Eindrücke im Gewebe. Bei Linksherzschwäche typisch: Die Lippen sind oft blau verfärbt (Zyanose).

So helfen Sie richtig

- Bei einem akuten Schwächeanfall lagern Sie den Betroffenen bequem mit erhöhtem Oberkörper.
- Sorgen Sie für eine Arztbehandlung bzw. für die Einlieferung in ein Krankenhaus (Notruf).

SCHLAGANFALL

Ursache für einen Schlaganfall sind Veränderungen an den Gefäßen mit Ablagerungen in den Arterien des Gehirns. Hierdurch verlieren die Gefäße ihre Elastizität, oft in Verbindung mit Bluthochdruck. Durch den hohen Blutdruck kann plötzlich eine Arterie im Gehirn platzen.

Eine andere Ursache sind Blutgerinnsel, die in einer Arterie im Gehirn stecken bleiben und diese verstopfen, manchmal auch ein Gefäßdefekt (Aneurysma, »Aussackung«), der zum Gefäßriss führen kann. In jedem Fall sind die Blutversorgung und damit die Sauerstoffversorgung zu einem Teil des Gehirns unterbrochen, und es kommt zu entsprechenden Funktionsausfällen.

MASSNAHMEN BEI SCHLAGANFALL

Nicht immer sind die Symptome für einen Schlaganfall so ausgeprägt zu erkennen, wie sie im Folgenden beschrieben sind.

- Oft klagen die Patienten über plötzliche Kopfschmerzen mit Übelkeit und Brechneigung, manchmal mit steifem Nacken.
- Lähmungen an den Extremitäten (Halbseitenlähmung), Gesichtslähmung mit herabhängendem Mundwinkel und einseitig geschlossenem Augenlid sind Symptome für einen Schlaganfall.
- Es können Sehstörungen, Sprachstörungen und Schluckbeschwerden mit Erstickungsgefahr auftreten.
- Schlimmstenfalls treten Bewusstlosigkeit sowie Atem- und Kreislaufstörungen auf.
- Die Patienten haben meist einen relativ hohen Blutdruck.

So helfen Sie richtig

- Notruf: Alarmieren Sie sofort den Rettungsdienst.
- Kontrollieren Sie Bewusstsein, Atmung und Kreislauf und führen Sie gegebenenfalls die notwendigen lebensrettenden Maßnahmen (siehe Seite 41ff., 47ff. und 50ff.) durch.

- Wenn der Betroffene bei Bewusstsein ist, lagern Sie ihn bequem mit erhöhtem Oberkörper.
- Polstern Sie die gelähmten Körperteile ab und beobachten und betreuen Sie den Betroffenen ständig bis zum Eintreffen des Rettungsdienstes.
- Beruhigen Sie Betroffene, die bei Bewusstsein sind. Bedenken Sie bitte: Bewusst einen Schlaganfall zu erleben, ist sehr belastend.

GEFÄSSVERSCHLÜSSE

MASSNAHMEN BEI ARTERIENVERSCHLUSS

Meist beginnt das Krankheitsbild mit Durchblutungsstörungen in den Beinen (sogenanntes Raucherbein). Die Ursachen sind arteriosklerotische Prozesse (Ablagerungen in den Gefäßen).

Ein akuter Arterienverschluss ist die völlige Verstopfung eines Gefäßes durch die (langjährigen) Ablagerungen. Aber auch Blutgerinnsel (Thromben), die sich an Gefäßwänden gebildet haben und plötzlich vom Blutstrom mitgerissen werden, können in den sich verengenden Arterien stecken bleiben und diese verstopfen.

Symptome für einen Arterienverschluss

- In dem betroffenen Arm oder Bein entsteht sofort ein sehr starker Schmerz.
- Aufgrund der unterbrochenen Durchblutung ist der Körperteil blass und kalt.
- Es ist kein Puls mehr tastbar, und das Empfinden ist gestört.
- Es droht das Absterben des betroffenen Gewebes.

So helfen Sie richtig

- Notruf: Alarmieren Sie den Rettungsdienst.
- Bei einem Arterienverschluss darf **keinesfalls äußere Wärme** zugeführt werden.
- Lagern Sie den Erkrankten so, dass der betroffene Arm bzw. das Bein gut abgepolstert und tief gelagert ist (also herabhängt), ohne dass dabei Druckstellen entstehen. So kann gegebenenfalls eine Minimaldurchblutung aufrechterhalten werden.

MASSNAHMEN BEI VENENVERSCHLUSS

Ein akuter Venenverschluss entsteht durch Thromben (Blutgerinnsel), die in einer Vene stecken bleiben und so eine Blutstauung hervorrufen können.

- Die betroffene Extremität ist bläulich rot verfärbt, geschwollen und schmerzt stark. Es entsteht ein Hitze- und Spannungsgefühl. Ein Vergleich mit dem gesunden Körperteil erleichtert die Diagnose.
- Gefürchtet ist in dieser Situation eine Lungenembolie (Blutstauung in der Lunge). Sie droht, wenn sich ein Blutgerinnsel löst und in der Lunge stecken bleibt. Das bedeutet Lebensgefahr.

So helfen Sie richtig

- Lagern Sie den betroffenen Körperteil gut gepolstert etwas erhöht. Hierdurch wird der Blutrückfluss zum Herzen erleichtert.
- Notruf: Alarmieren Sie den Rettungsdienst.

ASTHMA BRONCHIALE

Asthma gehört zu den häufigsten chronischen Erkrankungen – Tendenz steigend. Die Ursachen für Bronchialasthma sind wiederkehrende entzündliche Erkrankungen der Atemwege; Asthma kann sich aber auch aufgrund von Allergien entwickeln (allergisches Asthma). Psychische Faktoren spielen ebenfalls eine nicht zu unterschätzende Rolle. Die Atemnot der Patienten entsteht durch eine Verkrampfung (Spasmus) oder Verschleimung der tief liegenden feinen Bronchialäste in der Lunge.

MASSNAHMEN BEI EINEM ASTHMAANFALL

Ein an Asthma bronchiale erkrankter Patient hat meist weniger Mühe beim Lufteinatmen, vielmehr fällt ihm das Ausatmen schwer. Asthma kann als dauernde Atembehinderung oder als plötzlicher Anfall auftreten. Die Symptome eines Asthmaanfalls sind absolut eindeutig und durch das schwere, kurze Atmen auch gut für den Laien erkennbar.

- Der Betroffene ringt keuchend nach Luft und ist infolge des Sauerstoffmangels meist blau im Gesicht. (Dies ist vor allem an den Lippen erkennbar.)
- Die Rasselgeräusche und das Pfeifen während des Ausatmens sind deutlich hörbar.
- Der Betroffene hustet stark mit Auswurf von zähem Schleim.
- Unruhe, Angst und Schwitzen sind weitere Symptome.

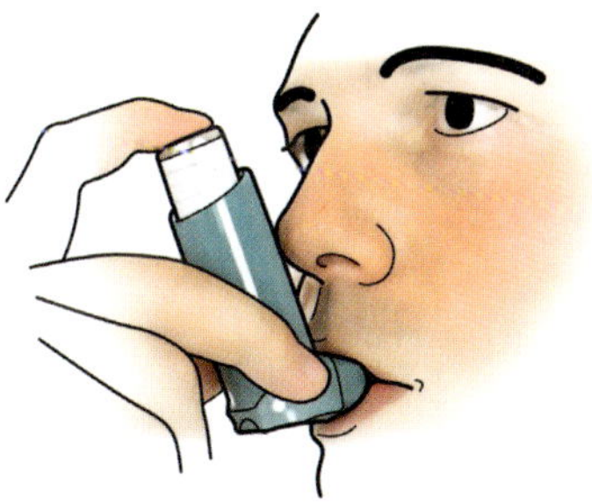

So helfen Sie richtig

- Beruhigen Sie den Betroffenen und fordern Sie ihn auf, bei aufrechtem Oberkörper (stehend oder sitzend) ruhig zu atmen.
- Unterstützen Sie die Einnahme (Inhalation) seiner Medikamente.
- Bisweilen ist es hilfreich, wenn der Betroffene die Arme aufstützt (es aktiviert die Atemhilfsmuskulatur).
- Sorgen Sie für eine Arztbehandlung bzw. alarmieren Sie den Rettungsdienst.

DIABETES MELLITUS

Diabetes mellitus (Zuckerkrankheit) ist eine Stoffwechselstörung, deren Ursache ein Mangel an Insulin (einem Hormon der Bauchspeicheldrüse) ist. Eine genaue Beschreibung der sehr komplexen Stoffwechselvorgänge ist hier nicht möglich, für die richtige Erste Hilfe aber auch nicht notwendig. Man muss jedoch wissen, dass die Funktionsfähigkeit der menschlichen Zellen vom regelgerechten Ablauf des Kohlenhydratstoffwechsels abhängig ist. Dieser Stoffwechsel wird u. a. vom Insulin geregelt. Steht dem Organismus nicht genügend Insulin zur Verfügung, dann erhalten die Körperzellen zu wenig Kohlenhydrate und sind in der Folge in ihrer Funktion beeinträchtigt.

MASSNAHMEN BEI DIABETISCHEM KOMA

Wenn der Blutzuckerspiegel über einen längeren Zeitraum zu hoch war, weil nicht ausreichend Insulin zur Verfügung steht, kann das sogenannte diabetische Koma auftreten. Vor allem durch die Beeinträchtigung der Gehirnzellen werden die Folgen der Stoffwechselstörung erkennbar: Der Patient verliert unter den Begleiterscheinungen einer zunächst vertieften Atmung – es ist dabei ein starker Fruchtgeruch (Azetongeruch) der Ausatemluft festzustellen – das Bewusstsein. Er verfällt in tiefe Bewusstlosigkeit – ins Koma.

So helfen Sie richtig

- Bei tiefer Bewusstlosigkeit (Koma) des Betroffenen kontrollieren Sie die Atmung.
- Bei vorhandener Atmung bringen Sie den Erkrankten in die stabile Seitenlage (siehe Seite 42ff.).
- Achten Sie darauf, dass Atmung und Kreislauf erhalten bleiben.
- Decken Sie den Betroffenen gut zu (am besten mit der Rettungsdecke).
- Notruf: Alarmieren Sie den Rettungsdienst, da alle weiteren Maßnahmen von einem Arzt getroffen werden müssen.

MASSNAHMEN BEI UNTERZUCKER

Weitaus häufiger als das diabetische Koma sind Notfälle, die durch Unterzuckerung ausgelöst werden. Stimmt bei einem Diabetiker die zugeführte Insulinmenge nicht mit den aufgenommenen Kohlenhydraten überein, können die Kohlenhydrate zu rasch abgebaut werden, sodass eine Unterzuckerung entsteht, ein sogenannter hypoglykämischer Schock. Dieser Zustand kündigt sich an.

- Die Betroffenen sind erregt, haben Konzentrationsprobleme, Sehstörungen, Heißhunger und Schweißausbrüche.
- Ohne die Einnahme von (Trauben-)Zucker bzw. Speisen bekommen die Betroffenen Krämpfe und werden schließlich bewusstlos.

So helfen Sie richtig

- Werden die ersten Symptome einer Unterzuckerung bemerkt, muss der Betroffene sofort Kohlenhydrate (Traubenzucker, Colagetränke) zu sich nehmen. Die Symptome klingen dann rasch wieder ab. Dennoch sollte der Hausarzt aufgesucht werden.
- Wenn der Patient bereits bewusstlos ist, alarmieren Sie sofort den Rettungsdienst. Bis zu dessen Eintreffen führen Sie die notwendigen lebensrettenden Maßnahmen durch – meist reicht die stabile Seitenlage (siehe Seite 42ff.) aus.

AKUTE ERKRANKUNGEN DER BAUCHORGANE

Plötzlich auftretende akute Erkrankungen im Bereich des Bauchraums können viele Ursachen haben, z. B. Entzündungen der Bauchspeicheldrüse, der Gallenblase, der Eierstöcke, oft auch des sogenannten Blinddarms. Auch Geschwüre im Magen-Darm-Bereich, Steineinklemmungen in den Gallen- und Harnwegen sowie Darmverschlüsse verursachen oft sehr starke Bauchschmerzen.

MASSNAHMEN BEI AKUTEN BAUCHERKRANKUNGEN

Manchmal schwellen die Schmerzen periodisch an und wieder ab. Solche Schmerzen werden als »Koliken« bezeichnet. Begleitet werden Koliken und akute Baucherkrankungen von folgenden Symptomen:

- Die Bauchdecke ist gespannt, der Betroffene ist auffallend blass. Er hat Schocksymptome mit Blutdrucksenkung, schwachem Puls und kalten Schweißausbrüchen.
- Der Betroffene nimmt meist eine Schonhaltung mit angezogenen Knien ein. Er liegt dabei oft auf der Seite. Die Bauchdecke wird auf diese Weise entspannt, was die Schmerzen lindert.

So helfen Sie richtig

- Das Wichtigste bei allen akuten Erkrankungen ist die menschliche Zuwendung. Betreuen und beruhigen Sie den Betroffenen.
- Bei akut kranken Kindern ist die Betreuung besonders wichtig.
- Den Kranken sollten Sie warm zudecken. Vermeiden Sie Unruhe.
- Notruf: Alarmieren Sie den Rettungsdienst.
- Lagern Sie den Kranken nach seinen eigenen Wünschen, wobei Sie meist nur die von ihm schon eingenommene Schonhaltung durch eine bequeme Knierolle zur Entspannung der Bauchdecke unterstützen müssen.
- Bei Atemnot lagern Sie den Oberkörper erhöht.
- Der Betroffene darf – wegen der oft notwendigen sofortigen Operation – auf keinen Fall etwas essen oder trinken. Auch Medikamente wie Schmerzmittel sind verboten, da sie die ärztliche Diagnose erschweren würden.

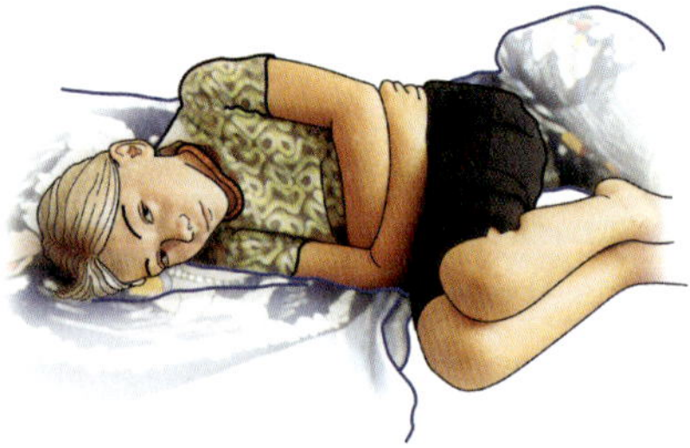

Kapitel 11

INFEKTIONEN UND KRANKHEITEN

GEGEN VIREN UND BAKTERIEN

Millionen von Krankheitserregern sind täglich in unserem Organismus unterwegs – allerdings werden wir nicht gleich krank. Das liegt an unserem Immunsystem. Kinder müssen diese körpereigene Abwehr erst aufbauen. In den ersten Monaten genießen Säuglinge noch den »Nestschutz« der Mutter, d. h., ihre Abwehrstoffe sind von der Mutter »geliehen« (beispielsweise hält der Nestschutz für Masern etwa neun Monate lang an). Doch dann muss sich der kleine Organismus selbst gegen Krankheitserreger aller Art wehren.

Dank ausgedehnter Impfprogramme wurden viele Kinderkrankheiten nahezu ausgerottet. Doch mittlerweile beklagen Kinderärzte eine Impfmüdigkeit in der Bevölkerung, die gefährlich werden könnte.

Dieses Kapitel behandelt Infektionskrankheiten, Kinderkrankheiten, aber auch besondere Notfälle, wie z. B. den Pseudokrupp-Anfall.

ALLGEMEINES ZU INFEKTIONEN UND KINDERKRANKHEITEN

Die meisten Kinderkrankheiten werden durch Viren (Masern, Mumps, Röteln, Windpocken) oder Bakterien (Keuchhusten, Scharlach) verursacht. Diese Unterscheidung ist wichtig, weil Antibiotika, z. B. Penizillin, nur gegen Bakterien wirksam sind, nicht jedoch gegen Viren. Manchmal werden allerdings Antibiotika auch bei Virusinfekten verabreicht, um einer zusätzlichen Infektion durch Bakterien bei einem schon geschwächten Körper vorzubeugen. Die wichtigsten Krankheitserreger sind im Folgenden kurz beschrieben.

Bakterien

Bakterien sind einzellige Lebewesen mit einem eigenen Stoffwechsel. Sie können sich durch Zellteilung selbstständig vermehren. Manche Bakterien benötigen zur Vermehrung Sauerstoff, andere vermehren sich nur unter Luftabschluss, z. B. die Gasbranderreger.
Rickettsien sind Bakterien, die zur Vermehrung Wirtszellen benötigen und schwere Erkrankungen, z. B. Fleckfieber, auslösen können.
Eine besondere Fähigkeit von Bazillen ist die Bildung von Sporen. Dabei werden die Bazillen sozusagen überlebensfähig »eingemottet«. Sie vermehren sich so zwar nicht, können aber jederzeit wieder aktiviert werden. Ein bekanntes Beispiel hierfür sind die Tetanuserreger. Sie sind z. B. in Gartenerde vorhanden, werden aber erst nach ihrem Eindringen in den menschlichen Körper aktiv und vermehren sich dort.

Viren

Viren sind die kleinsten Krankheitserreger; manche sind nur wenige millionstel Millimeter groß – deswegen wurden sie auch erst später entdeckt als die größeren Bakterien. Sie bestehen meist nur aus einer Hülle, in deren Innerem sich ihr Bauplan (die Erbinformation) zur Vermehrung befindet. Sie haben keinen eigenen Stoffwechsel, sondern benötigen eine Zelle, in welche sie eindringen und mit deren Hilfe sie sich vermehren können. Die bekanntesten von Viren ausgelösten Infektionskrankheiten sind die vielen verschiedenen grippalen Atemwegsinfekte sowie die »echte« Virusgrippe (Influenza) und natürlich das Coronavirus SARS-Cov-2. Aber auch Masern, Mumps, Röteln, Windpocken, Tollwut, Pocken, Hepatitis (Leberentzündung), Poliomyelitis (Kinderlähmung) und die erworbene Immunschwächekrankheit AIDS *(Acquired Immune Deficiency Syndrome)* werden durch Viren ausgelöst.

Pilze

Pilze sind ein- oder mehrzellige Mikroorganismen. Sie befallen vor allem wenig widerstandsfähige Menschen, insbesondere im Bereich von Haut und Schleimhaut, können aber auch in anderen Körperbereichen (etwa im Darm) auftreten.

Protozoen

Protozoen (griechisch: »Urtierchen«) sind einzellige Lebewesen mit eigenem Stoffwechsel und Fortbewegungsmöglichkeit. Sie können Darm, Blut und Organe befallen.

Würmer

Würmer gehören nicht zu den Mikroorganismen. Meist handelt es sich um Darmparasiten. Sie selbst oder ihre Eier werden mit dem Kot ausgeschieden und auf diesem Weg (meist durch Schmierinfektion) übertragen.

Begriffe im Zusammenhang mit Infektionen

Pandemie	Bezeichnung für eine weltweite, örtlich nicht begrenzte Infektionskrankheit mit hohen Erkrankungszahlen, z. B. Corona.

Epidemie	Wenn sich die Ausbreitung einer Infektionskrankheit über große Landstriche erstreckt.
Endemisch	Wenn eine Erkrankung in einem bestimmten Gebiet ständig vorhanden ist. So ist z. B. die Pest in Südostasien endemisch, weil sie in manchen Regionen dauernd vorkommt (im Gegensatz zu einer Epidemie).
Exanthem	Bezeichnet den Ausschlag bei Krankheiten im Zusammenhang mit bestimmten Infektionskrankheiten (Kinderkrankheiten).
Ekzem	Bezeichnet den Ausschlag z. B. bei Allergien, Pilzerkrankungen. Spricht man von »Flechte«, ist eine Hautentzündung mit Juckreiz, Schuppenbildung und Hautrissen gemeint.
Immunität	Ist die Unempfindlichkeit gegenüber Krankheitserregern.
Infektion	Bezeichnet die Ansteckung, im Allgemeinen das Eindringen des Krankheitserregers in den Körper.
Inkubationszeit	Ist die Zeit von der Infektion (Ansteckung) bis zum Ausbruch der Krankheit.
Prophylaxe	Vorbeugung
Symptom	Krankheitszeichen

IMMUNISIERUNG

DAS ABWEHRSYSTEM DES MENSCHLICHEN KÖRPERS

Da wir ständig von Krankheitserregern umgeben sind und diese durch Wunden, mit der Nahrung oder der Atemluft in den Körper gelangen können, verfügen wir über ein sehr wirksames Abwehrsystem, welches nur unter bestimmten Umständen bzw. bei speziellen Infektionsquellen und Erregern eine Ansteckung zulässt. Wenn z. B. die Erreger in außergewöhnlich großer Anzahl auftreten, dem Abwehrsystem noch nicht bekannt sind oder es geschwächt ist, kann es zum Ausbruch einer Infektionskrankheit kommen.

SCHUTZ DURCH IMPFUNG

Das menschliche Abwehrsystem entwickelt sich zum Teil erst nach der Geburt. Der Körper baut durch den Kontakt mit den Erregern nach und nach seine Abwehr auf. Bei einigen krank machenden Keimen würde das Abwehrsystem jedoch erst nach einer Erkrankung eine wirksame Abwehr entwickelt haben. Um das mit der Erkrankung verbundene Risiko zu vermeiden, wurden die Schutzimpfungen entwickelt. Dadurch ist es möglich, dass die Körperabwehr ohne eine vorangegangene Erkrankung aufgebaut wird. Viele der früher sehr gefährlichen Kinderkrankheiten konnten so fast vollständig ausgerottet werden.

Die Vorteile der Schutzimpfung

Der Vorteil einer vorbeugenden Schutzimpfung ist, dass eine aktive Immunisierung ohne die Unannehmlichkeiten und das Risiko der Erkrankung erfolgt. Durch die Gabe (Impfung) abgeschwächter, abgetöteter oder chemisch nachgebildeter Erreger entwickelt der Organismus die Antikörper, ohne selbst zu erkranken. Gerade bei Viruserkrankungen ist der Vorgang der Immunisierung von großer Bedeutung, da Viren bisher fast ausschließlich durch körpereigene Abwehrstoffe unwirksam gemacht werden können. Bakterielle Erkrankungen und schwere Mischinfektionen lassen sich dagegen mit Antibiotika behandeln.

Der gesunde, abwehrfähige Organismus wird mit den meisten Krankheitserregern selbst fertig. Er bildet spezielle Antikörper, die gemeinsam mit den vorhandenen Abwehrzellen die Krankheitserreger unschädlich machen.

Aktive Immunisierung
Der Körper bildet aktiv Antikörper:
- *Durch aktive Schutzimpfung (zur Vorbeugung)*
- *Durch überstandene Krankheit*

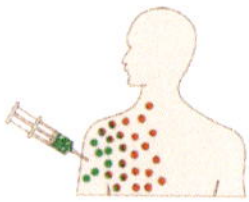

Passive Immunisierung
Der Körper bleibt passiv:
- *Nach Verabreichung von gebildeten Antikörpern*

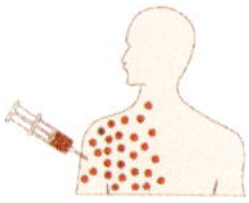

Stille Feiung
Hier bildet der Körper Antikörper, ohne selbst zu erkranken. Auch dadurch entsteht Immunisierung.

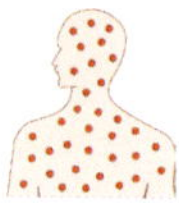

AKTIVE IMMUNISIERUNG

Die Antikörperbildung des Immunsystems wird auch als »aktive Immunisierung« bezeichnet. Denn wenn der menschliche Organismus durch die Krankheit selbst oder durch die Schutzimpfung gegen einen Erreger erst einmal Antikörper gebildet hat, ist er für eine gewisse Zeit, manchmal auch für den Rest des Lebens, dagegen immun. Die zur Abwehr eines Erregers oder durch Impfung entwickelten Informationen bleiben dem Körper in speziellen Zellen erhalten.

PASSIVE IMMUNISIERUNG

Besteht bei einer Infektion kein ausreichender vorbeugender Impfschutz bei gleichzeitig hohem Krankheitsrisiko, so erfolgt eine Impfung mit bereits gebildeten Antikörpern. Diesen Vorgang bezeichnet man als »passive Immunisierung«. Sie erfolgt durch die Impfung mit Antikörpern, die aus dem Serum von Menschen oder Tieren stammen oder chemisch hergestellt sind.
Der Körper übernimmt die Antikörper und damit den Schutz vor einer Krankheit. Die Schutzwirkung ist sofort vorhanden, allerdings leider zeitlich begrenzt.

STILLE FEIUNG

Auch durch wiederholten Kontakt mit bestimmten Erregern kann eine Immunisierung erreicht werden, ohne dass man erkrankt. Diesen Vorgang bezeichnet man als »stille Feiung«.

Das Immunsystem stärken

Es ist erkennbar geworden, dass der menschliche Körper selbst den wesentlichsten Beitrag zur Abwehr von Krankheitserregern leistet. Doch wir können auch einiges dafür tun. Gesunde Ernährung, körperliche Fitness und Abhärtung, psychisches Wohlbefinden usw. stärken das Immunsystem des Körpers und machen ihn widerstandsfähig gegenüber Infektionen. Dagegen können Mangelernährung, unzureichende hygienische Bedingungen, psychische Belastungen, zu häufiger Antibiotikagebrauch, ein Übermaß an Drogen, Alkohol, Tabak oder eine schwere Operation oder Erkrankung das Immunsystem schwächen.

DIE ANSTECKUNGS-GEFAHR (INFEKTION)

Die Eintrittspforten der Krankheitserreger in den Körper sind die natürlichen Körperöffnungen: die Atem- und Verdauungswege sowie die Harn- und Geschlechtsorgane. Aber auch über Haut und Schleimhäute und nicht zuletzt über Wunden können Erreger in den Körper eindringen.

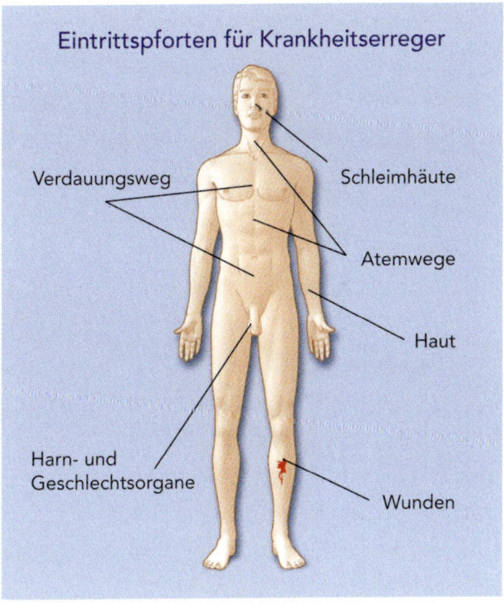

Direkte Ansteckung

Direkte Ansteckungsgefahr besteht, wenn Krankheitserreger direkt vom Erkrankten auf eine gesunde Person übertragen werden. Die sogenannte Schmier- oder Kontaktinfektion kommt durch direkten Kontakt mit der infizierten Person zustande. Bei einer Tröpfcheninfektion werden die Erreger über die Atemluft des Erkrankten ausgeschieden und über die Atmungsorgane des Gesunden aufgenommen (z. B. bei Corona, Virusgrippe u. a.). Krankheitserreger können auch auf dem Blutweg übertragen werden. Dabei gelangt infiziertes Blut durch Wunden oder Schleimhäute in den Körper (z. B. bei Hepatitis B, AIDS u. a.).

Indirekte Ansteckung

Indirekte Ansteckungsgefahr besteht, wenn Erreger über infizierte Gegenstände, z. B. benutzte Spritzen, Kanülen o. Ä., oder durch Material aus einem Krankenzimmer übertragen werden. Auch der Verzehr infizierter Lebensmittel (z. B. mit Salmonellen) stellt eine indirekte Infektion dar. Manchmal ist sogar der Umweg über einen »Zwischenwirt« notwendig, in dem die Erreger zunächst einen gewissen Entwicklungsprozess durchlaufen und dann etwa durch den Stich einer Mücke (z. B. bei Malaria) übertragen werden.

DER VERLAUF VON INFEKTIONEN

Ist es zu einer Infektion gekommen, dauert es eine bestimmte Zeit bis zum Auftreten erster Krankheitszeichen. In dieser Zeit – der Inkubationszeit – vermehren sich die Erreger im Körper und breiten sich aus; es treten zunächst noch keine Krankheitszeichen auf. Die Inkubationszeit ist je nach Krankheit unterschiedlich lang. Gegen Ende werden allerdings bereits Erreger ausgeschieden. Es besteht dann Ansteckungsgefahr.

Allgemeine Symptome und Leitsymptome

Die meisten Infektionskrankheiten beginnen mit unspezifischen, grippeähnlichen Symptomen (Prodromalstadium). Die Kinder leiden an Kopf- und Gliederschmerzen, Abgeschlagenheit, Appetitstörungen und eventuell Husten. Sie haben erhöhte Temperatur und sind quengelig. Erst im weiteren Verlauf zeigen sich die verschiedenen für die jeweilige Krankheit typischen Krankheitszeichen, die Leitsymptome.

- **Atemwege**
  Husten, Auswurf, Atemstörungen, beschleunigte Atmung, Atemnot, Geräusche bei der Ein- und Ausatmung
- **Kreislauf**
  Beschleunigter, schwacher Puls, gegebenenfalls Blutdrucksenkung
- **Haut und Schleimhäute**
  Hautausschlag, Veränderung der Hautfarbe, Nasenlaufen, Juckreiz, Schwellungen, trockene Haut
- **Verdauungswege**
  Bauchschmerzen, Übelkeit, Erbrechen, Blähungen, Durchfall, Stuhlverfärbungen
- **Harn- und Geschlechtsorgane**
  Juckreiz, Ausfluss, Brennen, Harndrang, Urinverfärbung
- **Nervensystem**
  Kopfschmerzen, Schwindel, Krämpfe, Lähmungen, Bewusstseinstrübung, Bewusstlosigkeit

FIEBER MESSEN

Ein besonders zu beachtendes Symptom bei Infektionskrankheiten ist das Fieber. Fühlt sich die Haut wärmer oder kälter an als normal, muss die Körpertemperatur gemessen werden.

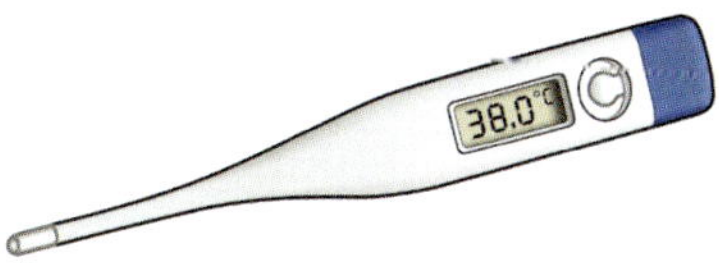

Es gibt verschiedene Thermometer

Quecksilberthermometer sollten nicht mehr verwendet werden. Digitale Thermometer lassen sich einfach handhaben, die Messzeit beträgt allgemein nur eine Minute, und das Messergebnis ist sicher abzulesen. Infrarotthermometer messen – je nach Ausführung – die Körpertemperatur auf der Stirn oder im Ohr in Sekundenschnelle

So helfen Sie richtig

Axillare Messung (in der Achselhöhle)

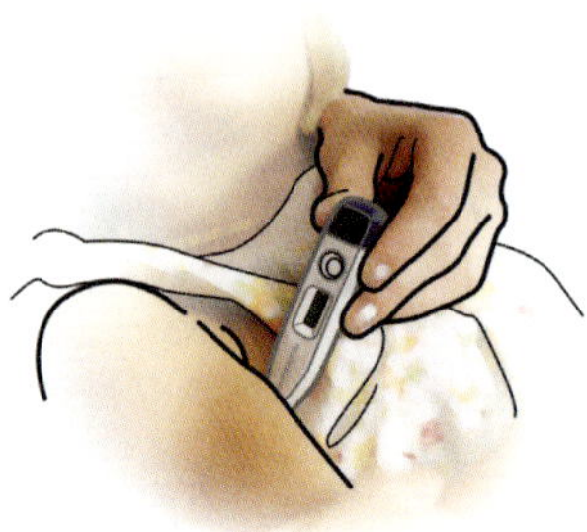

- Wischen Sie zunächst die Achselhöhle trocken; dann legen Sie das Thermometer in die Achselhöhle.
- Messzeit: digital ein bis zwei Minuten.

Rektale Messung (im After)

- Legen Sie das Kind mit angezogenen Knien auf die Seite.
- Cremen Sie die Spitze des Thermometers etwas ein, damit sie gleitfähig ist, und führen Sie die Thermometerspitze vorsichtig in den After ein.
- Messzeit: digital ein bis zwei Minuten.

Orale Messung (im Mund)

- Die Messung eignet sich bei Kindern ab sechs Jahren (nur mit einem digitalen Thermometer!).
- Legen Sie die Spitze des digitalen Thermometers in den Mund des Kindes – unter die Zunge.
- Messzeit: digital ein bis zwei Minuten

Messung im Ohr

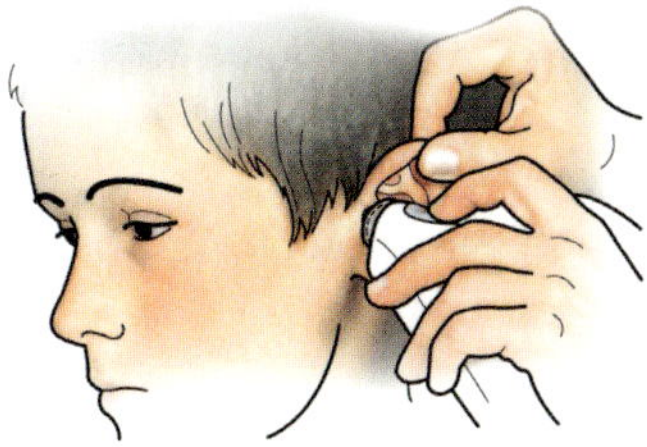

- Infrarotthermometer erlauben eine Temperaturmessung in wenigen Sekunden im Ohr. Die Geräte messen die Wärme, die vom Trommelfell und dem umgebenden Gewebe abgegeben wird.
- Die richtige Messtechnik ist wesentlich. Die Ohrmuschel muss bei Kindern unter einem Jahr gerade nach hinten, bei Kindern über einem Jahr (und auch bei Erwachsenen) schräg nach oben gezogen werden. Nur so kann die Spitze vorsichtig in den Gehörgang geschoben und die Temperatur gemessen werden.
- Messzeit: wenige Sekunden.

Die Bedeutung der Messergebnisse

- Unter 36 Grad – Untertemperatur
- Ca. 36 Grad bis 37 Grad – Regelrechte Temperatur
- Ca. 37 Grad bis 38 Grad – Erhöhte Temperatur
- Über 38 Grad – Fieber

ALLGEMEINE MASSNAHMEN BEI INFEKTIONEN

- Bei Infektionserkrankungen sollten Sie immer rechtzeitig einen Arzt hinzuziehen, insbesondere wenn das Kind Fieber über 39 °C hat. Die Diagnose erfolgt meist anhand der Symptome; Labortests stehen zwar zur Verfügung, werden aber selten eingesetzt.
- Das kranke Kind braucht Ruhe (Bettruhe), um den »Abwehrkampf« mit den Krankheitserregern durchzustehen.
- Das Fieber muss beobachtet und gegebenenfalls gesenkt werden. Dafür geeignete Medikamente (für Kinder meist in Form von Zäpfchen) geben Sie nach ärztlicher Anweisung.

- Auch mit Wadenwickeln kann das Fieber gesenkt werden. Dazu werden zwei Leinen- oder Baumwolltücher in kühles Wasser getaucht (je jünger der Patient, desto weniger kalt sollte das Wasser sein) und gut ausgewrungen. Die Tücher wickeln Sie straff um beide Unterschenkel des Kindes. Darüber kommt jeweils ein trockenes Baumwolltuch und darüber nochmals ein Tuch aus Wolle (oder Flanell). Nach etwa 15 Minuten sollte das Fieber um 0,5 bis 1 °C gesunken sein. Die Anwendung können Sie nach einiger Zeit wiederholen.
- Ein weiteres bewährtes Hausmittel sind Schwitztees. Hierzu eignen sich insbesondere Holunderblüten- und Lindenblütentee (jeweils ein bis zwei Teelöffel Tee auf einen Viertelliter Wasser).
- Decken Sie ein krankes Kind mit hohem Fieber zu – allerdings nicht zu warm, denn die Wärme muss entweichen können.
- Insbesondere bei Fieber und bei Magen-Darm-Infektionen verliert der Körper große Mengen an Flüssigkeit. Bei Kindern ist der Flüssigkeitshaushalt des Körpers viel sensibler als bei Erwachsenen; er gerät schneller aus dem Gleichgewicht. Es kommt zu Störungen des Kreislaufs (Schock), schlimmstenfalls sogar zu einer Exsikkose (Austrocknung des Körpers). Gleichen Sie den Flüssigkeitsverlust dadurch aus, dass Sie dem Kind reichlich Flüssigkeit zu trinken geben. Gut geeignet bei Fieber sind Säfte wie Holundersaft oder Himbeersaft und Tees. Bei Flüssigkeitsverlust durch Magen-Darm-Infekte und durch Schwitzen sind sogenannte Elektrolytgetränke mit einem Mineralstoff-Mix (aus der Apotheke), aber auch Suppen (etwa Hühnersuppe) geeignet.
- Sorgen Sie für eine vitaminreiche Ernährung. Geben Sie dem Kind bei einer fiebrigen Erkrankung leichte vitaminreiche Kost zu essen, damit wird das Immunsystem bei seinem Abwehrkampf unterstützt.
- Führen Sie die Pflege- und Behandlungsanordnungen des Arztes genau aus. Medikamente – insbesondere Antibiotika – müssen oft auch noch eine gewisse Zeit lang nach dem Abklingen der

Krankheitssymptome eingenommen werden – über den gesamten vom Arzt angeordneten Zeitraum. Bitte setzen Sie Antibiotika nicht eigenmächtig und vorzeitig ab!

- Vergessen Sie nicht, Ihrem Kind viel Aufmerksamkeit zu schenken und es liebevoll zu betreuen. Lassen Sie es nicht zu lang allein.
- Solange Ansteckungsgefahr besteht, darf das Kind nicht in den Kindergarten oder in die Schule gehen. Der Kontakt mit anderen Kindern sollte vermieden werden.

WELCHE MEDIKAMENTE GIBT DER ARZT?

Man kann in vielen Fällen zwar die Symptome, z. B. Fieber, Schmerzen, Hustenreiz usw., behandeln, aber nicht immer die Ursache. So kann man z. B. gegen die Viren nichts ausrichten. Bei bakteriellen Infekten ist das mit Antibiotika möglich. Die Entscheidung über den Einsatz von Antibiotika muss der Arzt treffen. Dieser Entscheidung sollten Sie vertrauen. Auf gar keinen Fall dürfen Sie von der ärztlichen Verordnung abweichen (außer bei echten Nebenwirkungen). Penizillin muss beispielsweise ausreichend dosiert und so lange eingenommen werden, wie vom Arzt verordnet. Andernfalls riskieren Sie, dass Bakterien überleben, sich vermehren und gegen zukünftige Antibiotikabehandlungen resistent sind.

Medikamente, die wirken, haben auch Nebenwirkungen. Hier muss der Arzt im Einzelfall Vor- und Nachteile gegeneinander abwägen. Häufige Nebenwirkungen sind Allergien oder Magenschleimhautreizungen mit Übelkeit und Erbrechen. Es ist nicht nötig, jedes bisschen Fieber auf 36 °C herunterzudrücken. 38 °C stecken ansonsten gesunde Kinder problemlos weg, ohne dass sie gleich Fieberkrämpfe (siehe Seite 197) bekommen. Auch bei Husten und Halsschmerzen helfen oft pflanzliche Wirkstoffe (fragen Sie Ihren Arzt oder Apotheker danach) oder Gurgeln mit Kamille oder Salzwasser.

EINIGE WICHTIGE WERTE ZU DEN KÖRPERFUNKTIONEN

Puls

- 60 – 80 Schläge/min. Normalwert eines Erwachsenen ohne Belastung. Bei Belastung sollte der Puls nicht deutlich über einen Wert, der 200 abzüglich Lebensalter beträgt, hinausgehen.
- 80 – 100 Schläge/min. Schulkinder
- 100 – 120 Schläge/min. Kleinkinder und Säuglinge

Blutdruck (Erwachsene, Werte in mmHg)

- 120/80 Normalwert
- ab 140/90 erhöhter Blutdruck
- über 160/95 Bluthochdruck

Temperatur

- 36,5 – 37,5 °C; die Schwankung kann über den Tag 1° betragen.

Glucose (Blutzucker)

- bis 110 Normalwert
- bis 130 Grenzbereich
- über 130 behandlungsbedürftig (Werte in mg/dl, nüchtern)

KLASSISCHE KINDERKRANKHEITEN

Bei den sogenannten klassischen Kinderkrankheiten sind dank ausgedehnter Impfprogramme die schwerwiegenden Erkrankungen wie Kinderlähmung und Diphtherie fast ausgerottet worden. Leider gibt es aufgrund der Impfmüdigkeit der letzten Jahre ein »Comeback« bestimmter Erkrankungen. Die folgenden Seiten informieren Sie über Maßnahmen bei Kinderkrankheiten und schwerwiegenden Infektionskrankheiten bzw. Notfällen bei Kindern.

WINDPOCKEN

Windpocken werden durch Viren verursacht und gehören in den ersten sieben Tagen zu den ansteckendsten bekannten Infektionskrankheiten. Kinder jeden Alters, aber auch Erwachsene sind betroffen.

- **Inkubationszeit:** ca. zwei bis drei Wochen, selten auch länger.
- **Symptome:** Hervorstechendes Merkmal sind Flecken, Papeln, die sogenannten Windpocken (stark juckende Bläschen überall am Körper, meist auch am behaarten Kopf, manchmal auch im Mund), begleitet von Kopfschmerzen, Unwohlsein und Mattigkeit. Fieber tritt selten auf. Die Flecken häufen sich alle drei bis vier Tage und bilden infektiöse Bläschen, die schließlich verschorfen. Das Kind ist so lange ansteckend, bis der Schorf vollständig abgefallen ist (nach ca. zwei bis drei Wochen).

Komplikationen mit schweren Gesundheitsschäden (Gehirn- und Kleinhirnentzündung, Lungenentzündung) sind sehr selten und eigentlich kaum zu erwarten.

Impfung
Da Windpocken im Erwachsenenalter meist schwerer verlaufen als im Kindesalter und die Erkrankung während einer Schwangerschaft Gefahren für das ungeborene Kind bergen kann, ist es nicht sinnvoll, Kinder, die ansonsten gesund sind, vor einer Infektion mit Windpocken zu schützen. Eine Impfung ist auch möglich.

Maßnahmen bei Windpocken

Neben den allgemeinen Maßnahmen bei Infektionserkrankungen (siehe Seite 189ff.) ist vor allem die Ansteckungsgefahr zu beachten. Der unangenehme und starke Juckreiz kann dazu führen, dass sich die Kinder Wunden kratzen. Die Wunden bluten und vernarben später. Eine Arztbehandlung ist erforderlich. Es kann ein Mittel gegen den Juckreiz angewendet werden.
Der Erreger verbleibt im Körper und kann unter ungünstigen Bedingungen (z. B. gestörte Immunabwehr, Stress) zur Folgeerkrankung Gürtelrose führen.

MASERN

Die Masernerkrankung ist eine Virusinfektion, die über die Luft und den direkten Kontakt übertragen wird. Fast alle ungeimpften Kinder erkranken bis zum 16. Lebensjahr. Die Übertragung erfolgt durch Tröpfcheninfektion von Mensch zu Mensch (Anhusten), wobei schon vier Tage vor Auftreten des Ausschlags Ansteckungsgefahr besteht. Die Krankheit hinterlässt im Körper eine lebenslange Immunität.

- **Inkubationszeit:** ca. zwei bis drei Wochen.
- **Symptome:** Die Erkrankten haben zunächst allgemeine Symptome wie Unwohlsein, Misslaune und Temperaturanstieg. In dieser Phase besteht erhöhte Ansteckungsgefahr. Typisch sind auch gerötete Augen (Bindehautentzündung) und Schnupfen. Danach

entwickeln sich weiße Flecken auf der Zunge und Husten, häufig auch Fieber. Der typische Ausschlag beginnt hinter den Ohren und breitet sich dann über den ganzen Körper aus. Nach Ausbruch des Exanthems dauert die Erkrankung noch ca. eine Woche.

Typische Komplikationen sind Mittelohrentzündung, Lungenentzündung und mit einer Häufigkeit von 1:1000 auch die gefürchtete Masernenzephalitis (Gehirnentzündung), die mit Folgeschäden oder tödlich verlaufen kann.

Maßnahmen bei Masern

Eine ursächliche Behandlung ist nicht möglich, da es sich um eine Viruserkrankung handelt. Allenfalls Mittel gegen Fieber werden gegeben. Nur bei zusätzlichen eitrigen Entzündungen (Mittelohr, Lunge) werden Antibiotika verabreicht. Sie sollten vorbeugende Maßnahmen gegen eine Lungenentzündung ergreifen (gutes Raumklima, vitaminreiche Ernährung usw.).

- **Impfung:** Eine Impfung gegen Masern ist ab dem zwölften Lebensmonat möglich. Nach der Impfung bzw. nach durchgemachter Krankheit besteht eine lebenslange Immunität.

MUMPS

Mumps (»Ziegenpeter«) ist eine durch virale Tröpfcheninfektion von Mensch zu Mensch übertragene Kinderkrankheit. Ansteckungsgefahr besteht bereits sieben Tage vor Auftreten der Gesichtsschwellung; sie hält bis zum Ende der Erkrankung an. 80 Prozent der ungeimpften Kinder erkranken zwischen ihrem 5. und 15. Lebensjahr. Bei 30 bis 40 Prozent verläuft die Erkrankung unbemerkt (als »grippaler Infekt«).

- **Inkubationszeit:** ca. zwei bis drei Wochen.
- **Symptome:** Die Symptome sind Kopfschmerzen, Unwohlsein, Fieber, Schmerzen beim Kauen und Schlucken sowie die charakteristischen Schwellungen vor und unter den Ohren, anfangs nur auf einer Wangenseite. Später entzündet sich auch die andere Ohrspeicheldrüse. Die Erkrankung dauert ca. zwei Wochen.

Komplikationen sind nur bei Ungeimpften häufig, vor allem bei Erwachsenen. In ca. zehn Prozent der Fälle kommt es zu Hoden- bzw. Eierstockentzündungen mit späterer Sterilität sowie zu Entzündungen des Innenohrs mit Taubheit, Bauchspeicheldrüsenentzündung mit späterem Diabetes mellitus oder zu einer Hirnhautentzündung.

Maßnahmen bei Mumps

Die Symptome können durch den Arzt behandelt werden (Salben zur Abschwellung).

- **Impfung:** Es wird eine Kombinationsschutzimpfung für Kleinkinder ab dem zwölften Lebensmonat empfohlen.

RÖTELN

Röteln werden durch eine Virusinfektion verursacht. Die Krankheit ist schon sieben Tage vor ihrem Ausbruch und drei bis fünf Tage danach höchst ansteckend. Im Allgemeinen sind Röteln für den Erkrankten nicht gefährlich. Werden allerdings schwangere Frauen infiziert, können schwere Behinderungen des Embryos (Missbildungen an Herz und Gehirn) entstehen. Mädchen wird daher unbedingt zu einer Schutzimpfung geraten. Auch Jungen sollten geimpft werden, da sie im Fall einer Erkrankung schwangere Frauen gefährden können.

- **Inkubationszeit:** zwei bis drei Wochen.
- **Symptome:** Die Symptome für Röteln sind mit denen eines leichten grippalen Infekts vergleichbar: mäßiges Fieber und gegebenenfalls auch der charakteristische Hautausschlag mit roten, leicht erhabenen Flecken. Die Erkrankung kann allerdings ohne Ausschlag verlaufen und wird daher oft nicht bemerkt.

Maßnahmen bei Röteln

- **Impfung:** Empfohlen wird die Impfung gegen Röteln bei Kleinkindern (Mädchen und Jungen) ab dem zwölften Lebensmonat sowie bei Mädchen zwischen dem 11. und 18. Lebensjahr.

DREITAGEFIEBER

Beim Dreitagefieber handelt es sich häufig um eine »gutartige« Virusinfektion, von der Säuglinge und Kleinkinder betroffen sind.

- **Symptome:** Plötzlich tritt hohes Fieber bis 40 °C auf, das mit fiebersenkenden Mitteln zurzeit schwer zu beeinflussen ist. Die Kinder sind in ihrem Allgemeinbefinden allerdings nicht stark beeinträchtigt. Nach drei bis fünf Tagen klingen die Symptome wieder ab. Es bilden sich feine Flecken am Körper. Danach besteht eine lebenslange Immunität.

Maßnahmen bei Dreitagefieber

Weitergehende als die allgemeinen Maßnahmen (siehe Seite 189ff.) sind nicht erforderlich.

FIEBERKRÄMPFE

Fieberkrämpfe treten am häufigsten im Alter zwischen sechs Monaten und vier Jahren auf. Die Ursachen sind unbekannt; wahrscheinlich ist ein schneller Fieberanstieg über 39 °C der Auslöser.

- **Symptome:** Die Symptome sind mit denen eines epileptischen Anfalls vergleichbar.

Maßnahmen bei Fieberkrämpfen

Lassen Sie abklären, ob eine ernsthafte Infektion hinter dem Fieber steckt. Eine Arztbehandlung ist erforderlich. Im Allgemeinen erfolgt die Gabe von fiebersenkenden und krampflösenden Medikamenten. Auch wenn ein einmaliger Fieberkrampf als harmlos gilt und daraus keine Epilepsie entsteht, muss jedes Kind nach dem ersten Anfall neurologisch untersucht werden, um nicht eine andere Krankheit, z. B. Meningitis (siehe Seite 202), zu übersehen.

SCHARLACH

Die Erkrankung wird durch bakterielle Tröpfchen- oder Schmierinfektion, gelegentlich auch durch Gegenstände übertragen. Die Verursacher sind Streptokokken (Bakterien), die auch eine Mandelentzündung auslösen können. Es handelt sich um eine der häufigsten Kinderkrankheiten in Deutschland, die Kinder zwischen drei und zehn Jahren betrifft.

- **Inkubationszeit:** ca. ein bis fünf Tage.
- **Symptome:** Die Symptome sind ähnlich denen einer Mandelentzündung mit Halsschmerzen, Schluckbeschwerden (die Halslymphknoten sind geschwollen), Angina, Fieber (über 39 °C), Bauchschmerzen und Erbrechen. Der Rachen ist anfänglich feuerrot, die Zunge belegt. Die Zunge wird zunehmend rot (»Himbeerzunge«). Es kommt zu Lymphknotenschwellungen. Der feinfleckige Scharlachausschlag beginnt am Hals, in den Leisten und in den Achselhöhlen und breitet sich aus. Kinder sind von starkem Juckreiz befallen.

Neben eitrigen Komplikationen (Entzündungen der Halsweichteile, Blutvergiftung) kann als Folgeerkrankung das »rheumatische Fieber« auftreten, welches Schäden an Herz, Nieren und Gelenken verursachen kann.

Maßnahmen bei Scharlach

Eine Arztbehandlung ist dringend erforderlich, in seltenen Fällen auch ein kurzer Klinikaufenthalt. Es sollte sofort eine Antibiotikatherapie (Penizillin) eingeleitet werden; damit nimmt auch die Ansteckungsgefahr relativ schnell (bereits nach einem Tag) ab. Der häuslichen Pflege kommt eine besondere Bedeutung zu. Die Kinder sind sehr geschwächt und benötigen eine längere Schonung ohne körperliche Belastung. Gegen Scharlach gibt es bisher keine Schutzimpfung.

DIPHTHERIE

Die Diphtherie galt in Deutschland schon als ausgerottet, tritt aber u. a. auch durch Impflücken und Einschleppung – wenn auch sehr selten – wieder auf. Die Diphtherie ist eine bakterielle Infektion, die überwiegend durch Tröpfchen übertragen wird. Sie ist hochgradig ansteckend. Die Bakterien siedeln sich auf den Schleimhäuten der Atemwege an, wo sie Gifte (Toxine) bilden, die schwere Organschäden verursachen. Wird die Diphtherie nicht oder zu spät erkannt und behandelt, kann es zu einer Lungenentzündung und durch eine Herzmuskelentzündung auch zu Herzversagen kommen. Die Erkrankung kann die Nieren schädigen und durch Nervenschädigung zu Lähmungen führen.

- **Symptome:** Die äußeren Symptome der Diphtherie lassen nicht sogleich eine genaue Diagnose zu. Typisch sind Halsschmerzen, die an Mandelentzündung denken lassen, und Husten, der an Krupphusten (Heiserkeit mit »bellendem Husten«) erinnert. Da die Früherkennung besonders wichtig ist, sollte man bei diesen Symptomen sofort einen (Kinder-)Arzt konsultieren.

Maßnahmen bei Diphtherie

Es ist dringend eine Arztbehandlung, meist auch ein Klinikaufenthalt notwendig. Die Krankheit ist meldepflichtig.

- **Impfung:** Eine Impfung ist ab dem dritten Lebensmonat möglich. Empfohlen wird eine Kombinationsimpfung gegen Diphtherie, Keuchhusten und Tetanus.

KEUCHHUSTEN

Auslöser für den Keuchhusten ist ein Bakterium (Bordetella pertussis). Die Übertragung erfolgt durch Husten als Tröpfcheninfektion. Im Lauf des Lebens nimmt die Infektionsgefahr deutlich ab. Insbesondere für Säuglinge kann Keuchhusten lebensgefährlich sein, denn die Bakterien entwickeln Gifte, die das Atemzentrum lähmen. Hierdurch kann ein Atemstillstand eintreten. Dies ist vor allem im ersten Lebensjahr möglich. Hauptsächlich betroffen sind jedoch Kinder zwischen zwei und fünf Jahren. Etwa ein Drittel aller Erkrankungen wird zum Notfall. Die Krankheit ist tückisch, weil alle Symptome zunächst auf eine normale Erkältung schließen lassen. Der Husten spricht auf hustenstillende Medikamente jedoch nicht an und wird schlimmer. Es entwickeln sich mehrmals am Tag krampfartige Hustenanfälle.

- **Inkubationszeit:** ca. ein bis zwei Wochen.
- **Symptome:** Die Krankheit verläuft in drei Phasen. Die Anfangsphase (erste bis zweite Woche) ähnelt einem grippalen Infekt. Keuchhusten ist in dieser Phase ansteckend; die Temperatur ist leicht erhöht. Danach (dritte bis sechste Woche) treten krampfartige, erstickende Hustenanfälle bis zu 20-mal am Tag auf. Es kommt zu Erbrechen, Nasenbluten und bisweilen zu Blutungen ins Gewebe und am Auge. In der siebten bis zehnten Woche und danach klingen die Symptome mit gewöhnlichem Husten langsam ab.

Maßnahmen bei Keuchhusten

Keuchhusten ist ein Fall für den Arzt. Es werden Antibiotika und hustenstillende Mittel verordnet. Kontrollieren Sie ständig Atmung und Kreislauf des Kindes. Gehen Sie beruhigend und schonend mit dem kranken Kind um und sorgen Sie für eine vitaminreiche Ernährung.

- **Impfung:** Ab dem dritten Lebensmonat wird eine Impfung gegen Keuchhusten von Kinderärzten empfohlen.

KINDERLÄHMUNG (POLIOMYELITIS)

Bei der Kinderlähmung handelt es sich um eine Viruserkrankung, die meist durch Kontakt- oder Schmierinfektion über den Magen-Darm-Kanal, selten durch Tröpfcheninfektion übertragen wird. Ältere Kinder und auch Erwachsene sind betroffen.

- **Inkubationszeit:** ca. 14 Tage; die Erkrankung ist meldepflichtig.
- **Symptome:** Nach zwei Tagen mit allgemeinen Krankheitszeichen treten die üblichen Zeichen einer Hirnhautentzündung (siehe »Meningitis«, Seite 202) für etwa eine Woche auf; danach folgen

die Lähmungserscheinungen. Diese können auf die Extremitäten beschränkt sein, aber auch die Atemmuskulatur oder das Atem- und Kreislaufzentrum im verlängerten Rückenmark betreffen. Allerdings verlaufen die meisten Poliofälle ohne Lähmungen. Die am meisten gefürchteten Komplikationen sind der Tod durch Atemlähmung und bleibende Schäden (Lähmungen). Diagnostische Gewissheit erhält man durch eine Untersuchung der Rückenmarksflüssigkeit (Liquor) sowie durch einen Bluttest.

- **Impfung:** dreimalige Grundimpfung im ersten Lebensjahr.

Maßnahmen bei Kinderlähmung (Poliomyelitis)

Kinderlähmung ist ursächlich nicht behandelbar; deshalb ist die Schutzimpfung so wichtig (dreimalige Grundimpfung innerhalb eines Jahres, Auffrischungen alle zehn Jahre – auch für Erwachsene!).

HINWEISE ZUR HYGIENE

Wie lange die beschriebenen Kinderkrankheiten ansteckend sind, erklärt Ihnen der Kinderarzt. In den meisten Fällen handelt es sich nach dem Abklingen des Exanthems (Hautausschlag) nur noch um einige Tage.

Das sollten Sie beachten

- Solange noch Ansteckungsgefahr besteht, muss Ihr Kind zu Hause bleiben und sollte keine Spielgefährten empfangen – Geschwister ausgenommen, denn die haben sich ohnehin schon angesteckt.
- Kinder, die die Krankheit bereits überstanden haben, sind nicht gefährdet.
- Dass kranke Kinder nicht in den Kindergarten oder in die Schule gehören, sollte selbstverständlich sein.

- Besucher und Angehörige sollten die Regeln der allgemeinen Hygiene beachten: Nach dem Verlassen des Krankenzimmers die Hände gründlich waschen und zu engen Körperkontakt zum kranken Kind (auch wenn es schwerfällt) vermeiden.
- Wäsche und Geschirr des kranken Kindes sollten gesondert gewaschen und gespült werden.
- Erwachsene sind durch kranke Kinder meist nicht gefährdet, weil sie die Krankheit entweder selbst durchgemacht oder unbemerkt im Lauf der Jahre Antikörper gebildet haben (sogenannte stille Feiung, siehe Seite 185).

Was Sie mit dem Arzt besprechen sollten

Bedacht werden muss immer, dass Infektionskrankheiten nicht nur direkt durch Anhusten, sondern auch durch Gegenstände, die mit Keimen behaftet sind, übertragen werden können. Hier ist eine gewisse Desinfektion nötig. Auch dieses Problem sollten Sie mit Ihrem Kinder- oder Hausarzt besprechen.

Manchmal verordnet der Arzt auch für Familienangehörige vorbeugende Medikamente oder Schutzimpfungen. Bitte beachten Sie die ärztlichen Anweisungen zum Wohl Ihres Kindes.

Kinderärzte beklagen zunehmend größere Impflücken und damit einen Anstieg der Infektionskrankheiten. Wenn man angesichts dessen bedenkt, dass die früher recht harmlosen Kinderkrankheiten heute immer häufiger schwere Komplikationen ausbilden (über die Gründe sind sich die Wissenschaftler noch nicht einig), sollte der Gang zum Kinderarzt oder Hausarzt selbstverständlich sein.

BESONDERE INFEKTIONSKRANKHEITEN UND NOTFÄLLE

MENINGITIS

Die Meningitis (Hirnhautentzündung) ist eine Erkrankung, die meist in der Folge anderer Infektionen, aber auch beispielsweise nach einem Zeckenbiss bei FSME-Infektion (siehe Seite 97f.) oder Sonnenstich (siehe Seite 116) auftreten kann. Sie kann also sowohl bakteriellen als auch viralen Ursprungs sein. Die bakterielle Meningitis ist eine sehr schwere Erkrankung mit Bewusstlosigkeit und Lebensgefahr. Es kann zu bleibenden Gehirnschäden kommen.

- **Symptome:** Erste Symptome sind Übelkeit, Erbrechen, Mattigkeit, Nackensteifigkeit und Fieber. Später treten Bewusstseinsstörungen, gelegentlich mit Krämpfen, auf. Wichtig ist es, diese Zeichen nach einer durchgemachten Infektionskrankheit, einem Zeckenbiss oder Sonnenstich frühzeitig einer Meningitisdiagnose zuzuordnen.

Maßnahmen bei Meningitis

Die Aufrechterhaltung der lebenswichtigen Funktionen (Atmung, Kreislauf) ist Ihre wichtigste Erste Hilfe. Alarmieren Sie den Notarzt.

PSEUDOKRUPP

Bei Pseudokrupp handelt es sich um einen oberflächlichen Virusbefall der Kehlkopfschleimhaut, die daraufhin stark anschwillt und zu Behinderungen der Atmung führt.

- **Symptome:** Pseudokrupp tritt häufig nachts und ohne starkes Fieber in unterschiedlicher Intensität bei Kindern auf. Bei der leichten Form sind die Kinder heiser und haben einen bellenden Husten mit einem ziehenden Einatemgeräusch. Bei der schwereren Form tritt zunehmend Atemnot mit Zyanose (Blaufärbung im Gesicht) und Erstickungsanfällen auf.

Maßnahmen bei Pseudokrupp

Besonders wichtig sind Betreuung und Zuwendung. Bleiben Sie bei einem Pseudokruppanfall ruhig und versuchen Sie, vor allem das Kind zu beruhigen. Bringen Sie es in eine atemerleichternde Sitzhaltung, an die frische Luft (Fenster öffnen oder ins Freie gehen) oder gehen Sie mit dem Kind ins Badezimmer und sorgen Sie dort für feuchte Luft (Dusche aufdrehen). Dadurch schwellen die Schleimhäute ab, das Kind kann besser atmen.

EPIGLOTTITIS

Epiglottitis ist eine bakterielle Entzündung des Kehlkopfdeckels mit starker Schwellung.

- **Symptome:** Der angeschwollene Kehlkopfdeckel führt zunächst zu Schluckbeschwerden und steigert sich im weiteren Verlauf zu lebensbedrohlicher Atemnot. Die Kinder haben hohes Fieber und Todesangst.

Maßnahmen bei Epiglottitis

Führen Sie bei Epiglottitis dieselben Maßnahmen wie bei Pseudokrupp durch. Alarmieren Sie jedoch sofort den Rettungsdienst. Die Epiglottitis bedarf immer einer stationären Krankenhausbehandlung. Bei Atemstillstand müssen Sie das Kind beatmen (siehe Seite 54ff.).

ALLGEMEINE INFOS ZU IMPFUNGEN

Wie bereits beschrieben, besteht die Möglichkeit, den Organismus durch (Schutz-)Impfungen auf die Auseinandersetzung mit Krankheitserregern vorzubereiten und ihn sogar dagegen immun zu machen (siehe Seite 182ff.). Dank der empfohlenen Schutzimpfungen haben viele Infektionskrankheiten ihren Schrecken verloren; einige sind heute nahezu bedeutungslos. Schutzimpfungen sind nichts Unnatürliches.

Durch sie wird das körpereigene Immunsystem angeregt, selbst Abwehrstoffe zu bilden. Für eine gute Abwehrlage sind meist mehrere Impfungen nötig. Deshalb müssen Sie die empfohlenen Impfschritte einigermaßen exakt einhalten. Nur dadurch können Sie sicherstellen, dass Ihr Kind gesund bleibt.

Impfausschlüsse

Nicht geimpft werden dürfen:

- Akut Kranke und solche, die sich von einer Krankheit erholen
- Kinder mit bestimmten Blutkrankheiten; auch Epileptiker dürfen nicht alle Impfungen erhalten.
- Kinder mit Allergien gegen den zu verwendenden Impfstoff
- Kinder mit Fieberkrämpfen können ohne Weiteres geimpft werden. Sie sollten allerdings vorbeugend fiebersenkende Medikamente einnehmen.
- Bei Kindern mit Immundefekten muss der Arzt entscheiden.

Nebenwirkungen

Sie sind sehr selten. In ganz wenigen Fällen können nach einer Impfung Fieber oder eine Rötung und Schwellung der Impfstelle auftreten. Schwerere Erkrankungen sind Raritäten. (Statistisch betrachtet kommt es durchschnittlich nur zu einer schweren Nebenwirkung auf jeweils eine Million Impfungen.)
Zeigt Ihr Kind jedoch nach einer Impfung eine Impfreaktion, sollten Sie sofort den »Impfarzt« hinzuziehen. Gerötete, schmerzende Impfstellen sollten Sie kühlen.

Verhalten nach der Impfung

Generell gilt: Es ist keine besondere Änderung des Alltagslebens nötig. Nach den Schutzimpfungen gegen die üblichen Kinderkrankheiten sowie gegen Tetanus, Diphtherie und Kinderlähmung (Poliomyelitis) sollte lediglich auf extreme körperliche Anstrengungen (z. B. mehrstündigen Hochleistungssport) verzichtet werden. Größere

Operationen sollten in den folgenden zwei Wochen möglichst unterbleiben. Bei anderen Impfungen (z. B. Gelbfieberimpfung) können Abweichungen bestehen.

Achtung
Viele früher als harmlos angesehene Kinderkrankheiten können bei Kindern und Jugendlichen schwere Dauerschäden verursachen. Wer gegen Impfungen ist, pokert mit der Gesundheit seines Kindes! Schutzimpfungen sind nichts Unnatürliches. Vielmehr stimulieren sie das körpereigene Immunsystem und regen es an, selbst Abwehrstoffe zu bilden. Bitte halten Sie auch die empfohlenen Impfschritte ein, da diese notwendig für eine gute Abwehrlage Ihres Kindes sind.

Impfbuch

Nehmen Sie zu allen Impfungen das Impfbuch (Impfausweis, Impfpass) Ihres Kindes mit und lassen Sie die Impfung dort eintragen.

Impfkalender für Kinder

Die jeweils aktuelle Impfempfehlung wird von der Ständigen Impfkommission am Robert Koch-Institut (RKI) regelmäßig aktualisiert. Diesem Gremium gehören führende Infektionsspezialisten Deutschlands an. Durch neue medizinische Erkenntnisse ergeben sich immer wieder Änderungen des Impfkalenders. Daher haben wir in diesem Buch keinen Impfkalender abgedruckt. Aktuelle Informationen erhalten Sie im Internet unter www.rki.de, Stichwort „Impfen", und bei Ihrem Kinderarzt.

Kapitel 12

SCHUTZ AUF REISEN

WENN EINER EINE REISE TUT …

… dann muss er sich manchmal vor bestimmten Gefahren und Erkrankungen hüten. Auch im Urlaub können uns »normale« Unglücksfälle wie Beinbruch oder Hitzschlag treffen, die an anderer Stelle in diesem Buch behandelt sind. Doch im Urlaub kommen noch andere Gefahren hinzu.

In diesem Kapitel finden Sie Maßnahmen und Tipps zur Vorbeugung gegen bestimmte Krankheiten und Gefahren. Exotische Erkrankungen – etwa die Schlafkrankheit (die nur in Afrika südlich der Sahara vorkommt) oder die Chagas-Krankheit (die nur in Mittel- und Südamerika auftritt) – können im Rahmen dieses Buchs nicht behandelt werden. Kapitel 12 konzentriert sich auf Magen-Darm-Probleme, die häufig im Urlaub auftreten: Malaria- und Gelbfieberprophylaxe, Hepatitisformen …

NERVÖSE MAGEN-DARM-VERSTIMMUNG/REISEDIARRHÖ

Auf Reisen sind Magen und Darm besonderen Belastungen ausgesetzt. Zunächst reizen möglicherweise schon die psychischen Reiseanspannungen Magen und Darm auf nervösem Weg; hinzu kommen veränderte hygienische Bedingungen, veränderte Essgewohnheiten und viele andere Einflüsse.

Symptome: Übelkeit, gegebenenfalls Erbrechen, Bauchkrämpfe, Durchfall, allgemeine Abgeschlagenheit mit Kopf- und Gliederschmerzen und manchmal auch eine erhöhte Körpertemperatur sind vielleicht nur Anzeichen einer typischen Reisediarrhö. Diese Erscheinungen sollten durch Ruhe, die Reduzierung schwer verdaulicher und fetter Nahrung sowie durch reichliche Flüssigkeitszufuhr (eventuell das Wasser abkochen) nach ein bis zwei Tagen abklingen. Lassen die Symptome jedoch nicht nach, sondern verstärken sie sich sogar noch, muss an eine schwere Infektion mit krank machenden Erregern oder Mikroorganismen wie Bakterien (z. B. Salmonellen), Viren oder Amöben gedacht werden.

MASSNAHMEN BEI MAGEN-DARM-VERSTIMMUNG

Wenn zu den oben genannten Symptomen auch noch Fieber hinzukommt, Blut im Stuhl vorhanden ist oder wenn der Betroffene stark erbricht und keine Flüssigkeit mehr aufnehmen kann (und womöglich der Kreislauf bereits geschwächt ist), sollten Sie schnellstens einen Arzt hinzuziehen. Bei Erbrechen und Durchfall gilt grundsätzlich:

- Bettruhe
- Vorübergehende Einstellung der Nahrungsaufnahme und – wenn sich der Magen beruhigt hat – langsamer Beginn mit leicht Verdaulichem, z. B. Zwieback, Toast, fettarmen Suppen oder Bananen und geriebenen Äpfeln.
- Ausreichende Flüssigkeitszufuhr (am wichtigsten): Hierzu eignen sich Tees, isotonische (Sport-)Drinks, Mineralwässer mit einer

Messerspitze Kochsalz je Glas oder mit Salzstangen genossen, weil dadurch ein Teil der verloren gegangenen Elektrolyte des Körpers ersetzt wird. Ein bis zwei Liter Flüssigkeit sollten es innerhalb von sechs Stunden schon sein; bei Kindern etwa die Hälfte.

TYPISCHE INFEKTIONSKRANKHEITEN UND HEPATITIS

GEGEN MALARIA & CO. VORBEUGEN

Für alle Reisenden in Länder Afrikas, Mittel- und Südamerikas sowie des asiatischen Raums gilt: Schutzimpfungen oder vorbeugende Medikamenteneinnahme gegen landestypische Infektionskrankheiten (z. B. Malaria, Gelbfieber usw.) sollten entsprechend den ärztlichen und gesundheitsamtlichen Empfehlungen rechtzeitig vor Reiseantritt durchgeführt werden. Aktuelle Informationen bekommen Sie beispielsweise bei allen Tropeninstituten.

Immer zum Arzt

Wenn bei Ihnen während, aber auch einige Zeit nach einer Reise plötzlich unspezifische Krankheitszeichen wie Kopf- und Gliederschmerzen, hohes Fieber, Schüttelfrost usw. auftreten, müssen Sie sofort einen Arzt aufsuchen.

HEPATITIS

Bei der Erwähnung von Reisekrankheiten finden fälschlicherweise die verschiedenen Hepatitiserkrankungen (Leberentzündungen) zu wenig Beachtung. Alle Formen der Hepatitis kommen bei uns eher selten vor, sind aber in warmen Ländern stark verbreitet. Verursacher sind Viren aus unterschiedlichen Virenfamilien, von denen noch nicht einmal alle bekannt sind, und die entsprechend der Abfolge ihrer Entdeckung nach dem Alphabet bezeichnet werden. Derzeit kann zwischen den Typen A und E (die Übertragung erfolgt durch Lebensmittel und Schmierinfektion) und den Typen B, C, D (die Übertragung erfolgt durch Körperflüssigkeiten wie Blut, Sperma, Speichel, aber auch durch verunreinigte Kanülen und Instrumente) unterschieden werden.

Allgemeine Symptome

Die äußeren Erscheinungen der Hepatitisformen sind vergleichbar – typische Gelbfärbung an Haut und Augen, grippeähnliche Beschwerden, bierbraune Färbung des Urins und Entfärbung des Stuhls, Vergrößerungen von Leber und Milz –, doch der Krankheitsverlauf und die Komplikationen sind unterschiedlich in ihrer Dauer und Intensität.

MASSNAHMEN BEI HEPATITIS A UND E

- **Inkubationszeit:** 10 bis 40 Tage (Typ A), 10 bis 60 Tage (Typ E).
- **Symptome:** Das Krankheitsbild beginnt mit Fieber, Kopf- und Gliederschmerzen, Lymphknotenschwellungen, Übelkeit, Erbrechen, Appetitlosigkeit oder Durchfällen. Nach etwa einer Woche kommt es zur Gelbfärbung der Haut und/oder der Augen sowie zur Dunkelfärbung des Urins. Die Krankheit verläuft aber vergleichsweise »harmlos«. Die Krankheitserscheinungen klingen nach etwa zwei bis fünf Wochen wieder ab. Eine spezielle Behandlung ist daher meist gar nicht nötig.

Was kann man tun?

- Bei akuter Erkrankung sind Bettruhe und eine fettarme Diät zur Schonung der Leber nötig. Alkohol ist verboten.
- Gegen das Hepatitis-A-Virus gibt es eine gut wirksame Schutzimpfung (ebenso möglich: Kombi-Impfstoff gegen A und B). Vor einer Impfung sollte getestet werden (Blutuntersuchung), ob schon eine Immunität besteht. Wenn z. B. im Kindesalter eine harmlose, nicht erkannte Hepatitis durchgemacht wurde, ist man gegen die Krankheit bereits immun. Viele wissen gar nichts davon.

- Gegen das Hepatitis-E-Virus gibt es noch keinen Impfstoff.
- Vorbeugend sollten Sie die Lebensmittelhygiene beachten und kein rohes bzw. kein nicht völlig durchgegartes Fleisch essen. Wasser sollte man immer abkochen.

MASSNAHMEN BEI HEPATITIS B, C UND D

Das Hepatitis-B-Virus ist weltweit verbreitet; Infektionen kommen auch in Deutschland vor (pro Jahr 50000 Infizierte). Das Virus ist hochinfektiös und wird schon durch winzige Mengen von Körperflüssigkeiten wie Blut und Blutprodukten, Speichel, Vaginalsekret oder Sperma sowie durch nicht ausreichend sterilisierte Instrumente (Spritzbesteck von Drogenabhängigen) übertragen.
Die Hepatitis C wird hauptsächlich durch Blut und Blutprodukte übertragen, sie ist (wie Hepatitis B und D) sehr schlecht behandelbar. Bisweilen wird Interferon eingesetzt, wenn eine Chronifizierung oder ein Leberversagen (fulminante Hepatitis) droht.

- **Inkubationszeit:** 40 bis 80 Tage (für Hepatitis vom Typ B, C und D).
- **Symptome:** Es kommt nach allgemeinen Krankheitserscheinungen wie Fieber, Kopfweh, Erbrechen, Durchfällen usw. zur Gelbfärbung der Haut und der Augen. Meist heilt die Erkrankung nach zwei bis sechs Wochen wieder ab. In einigen Fällen kommt es jedoch zu einer Leberschädigung bis hin zur Leberzirrhose, vor allem wenn sich aus einer akuten Hepatitis eine chronische entwickelt.

Was kann man tun?

- Sinnvoll sind allgemeine Behandlungsmaßnahmen wie Bettruhe und Diät (fettarm, kein Alkohol), um die Leber zu schonen.
- Eine Schutzimpfung gegen Hepatitis B mit einem gut verträglichen Impfstoff ist möglich und wird vor allem für gefährdete Personen (z. B. medizinisches Personal) oder vor längeren Auslandsaufenthalten in bestimmten Ländern und seit Kurzem auch

für Säuglinge empfohlen. Da Hepatitis D nur in Verbindung mit Hepatitis B auftritt, schützt die Impfung auch vor einer Hepatitis-D-Infektion.

- Praktizieren Sie Safersex und vermeiden Sie Verletzungen mit Instrumenten und Spritzen (Kanülen).
- Gegen Hepatitis C gibt es derzeit noch keine Schutzimpfung.

IMPFEMPFEHLUNGEN FÜR WICHTIGE REISELÄNDER

Land / Prophylaxe	Gelbfieber	Malaria
Asien		
China/Hongkong	G	B
Indien/Nepal	G	B
Indonesien	G	B
Malediven	G	–
Philippinen	G	B
Sri Lanka	G	B
Thailand	G	B
Afrika		
Ägypten/Marokko	G	B
Kenia	G/E	B
Ostafrika	V	B
Südafrika	G	B
Tansania	G/E	B
Tunesien	G	–
West-/Zentralafrika	V	B
Mittel- und Südamerika		
Argentinien	–	B
Brasilien/Bolivien	G/E	B
Costa Rica	B	–
Dom. Republik	–	B
Ecuador/Peru	G/E	B
Karibik	G	–
Kuba	–	–
Mexiko	GE	B
Venezuela	E	B
Ozeanien		
Australien	G	–
Neuseeland	–	–

V = *vorgeschrieben*

E = *empfohlen bei Einreise aus Deutschland*

B = *individuelle ärztliche Beratung unbedingt erforderlich*

G = *Vorschrift bei Einreise aus einem Gelbfieber-Endemiegebiet*

Quelle: ADAC

ANHANG – INFOS ZUM SCHLUSS

WAS NOCH WICHTIG IST

Der Anhang gibt Ihnen zusätzliche Informationen.

- Aufgelistet werden die Informationszentralen für Vergiftungsfälle mit Adressen und Telefonnummern.
- Der Inhalt von Verbandkästen, Vorschläge für die Hausapotheke sowie die Vorstellung nützlicher Hilfsmittel im Notfall (etwa der Warnweste) stehen hier ebenfalls.
- Ein Wort in eigener Sache: Die Blutspendedienste des Deutschen Roten Kreuzes stellen den Hauptteil der Blutkonserven dieses Landes. Deswegen erfahren Sie hier etwas über die ethisch-moralischen Prinzipien der Blutspende und erhalten weitergehende Infos zur Eigenblutspende und zur Organspende.
- Das Glossar will Ihnen die wichtigsten medizinischen Begriffe erläutern.
- Überlegen Sie sich, ob Sie nicht einen Auffrischungskurs in Erster Hilfe machen sollten. Mit einem solchen eintägigen Kurs und mit diesem Buch (zum Nachschlagen) wären Sie optimal auf den Fall des Falles vorbereitet.

NOTRUF BEI VERGIFTUNGEN

INFORMATIONSZENTRALEN FÜR VERGIFTUNGSFÄLLE IN DER BUNDESREPUBLIK DEUTSCHLAND

Berlin

Universitätskinderklinik – Beratungsstelle für
Vergiftungserscheinungen und Embryonaltoxikologie (Kindernotfälle)
Pulsstraße 3–7, 14059 Berlin
→ **Telefon 030 192 40**

Bonn

Informationszentrale gegen Vergiftungen
Zentrum für Kinderheilkunde der Universität Bonn
Adenauerallee 119, 53113 Bonn
→ **Telefon 0228 192 40**

Erfurt

Gemeinsames Giftinformationszentrum der Länder Mecklenburg-Vorpommern, Sachsen, Sachsen-Anhalt und Thüringen
Nordhäuser Straße 74, 99089 Erfurt
→ **Telefon 0361 73 07 30**

Freiburg

Universitätsklinik Freiburg
Mathildenstraße 1, 79106 Freiburg
→ **Telefon 0761 192 40**

Göttingen

Giftinformationszentrum (GIZ)-Nord
Zentrum für Pharmakologie und Toxikologie
Robert-Koch-Straße 40, 37075 Göttingen
→ **Telefon 0551 192 40**

Mainz/Homburg

Beratungsstelle bei Vergiftungen, II. Medizinische Klinik und Poliklinik der Universität
Langenbeckstraße 1, 55131 Mainz
➔ Telefon 06131 192 40

München

Giftnotruf München – Toxikologische Abteilung der II. Medizinischen Klinik rechts der Isar der Technischen Universität München
Ismaninger Straße 22, 81675 München
➔ Telefon 089 192 40

Nürnberg

II. Medizinische Klinik des städtischen Krankenhauses, Nürnberg-Nord
Toxikologische Intensivstation
Flurstraße 17, 90419 Nürnberg
➔ Telefon 0911 398 24 51

INFORMATIONSZENTRALE FÜR VERGIFTUNGSFÄLLE IN ÖSTERREICH

Vergiftungsinformationszentrale Wien

➔ Telefon +43 140 643 43

INFORMATIONSZENTRALE FÜR VERGIFTUNGSFÄLLE IN DER SCHWEIZ

Schweizerisches Toxikologisches Informationszentrum (STIZ) Zürich

➔ Telefon +41 442 515 151

VERBANDKÄSTEN UND HAUSAPOTHEKE

Verbandkästen enthalten die Standardausrüstung für Unfälle und Notfälle (nach DIN-Normen). Der Kfz-Verbandkasten (DIN 13164) ist für Kraftfahrzeuge vorgeschrieben, der Verbandkasten DIN 13157 ist der richtige für Betriebe.
Im Folgenden finden Sie den Inhalt des normalen Kfz-Verbandkastens und desjenigen für Betriebe aufgelistet. Anschließend erhalten Sie ein paar Vorschläge, wie Sie Ihre Hausapotheke bestücken können.

KFZ-VERBANDKASTEN

1 Heftpflaster DIN 13019 - A 5 m x 2,5 cm
1 Fertigpflasterset 14-teilig, darin:
  4 Wundschnellverbände DIN 13019 - E 10x6
  2 Fingerkuppenverbände
  2 Fingerverbände 12 cm x 2 cm
  2 Pflasterstrips 1,9 cm x 7,2 cm
  4 Pflasterstrips 2,5 cm x 7,2 cm
1 Verbandpäckchen DIN 13151 - K
2 Verbandpäckchen DIN 13151 - M
1 Verbandpäckchen DIN 13151 - G
1 Verbandtuch DIN 13152 - BR
1 Verbandtuch DIN 13152 - A
2 Fixierbinden DIN 61634 - FB 6
3 Fixierbinden DIN 61634 - FB 8
1 Rettungsdecke mind. 210 cm x 160 cm
6 Kompressen 10 cm x 10 cm
2 Dreiecktücher DIN 13168 - D
1 Verbandkastenschere DIN 58279
4 Einmalhandschuhe DIN EN 455
2 Feuchttücher zur Hautreinigung
1 Erste-Hilfe-Broschüre
1 Inhaltsverzeichnis

VERBANDKASTEN FÜR BETRIEBE

1 Heftpflaster DIN 13019 – A 5 x 2,5 cm
8 Wundschnellverband DIN 13019 – E 10 x 6 cm
4 Fingerkuppenverband
4 Fingerverband 120 mm x 20 mm
4 Pflasterstrip 19 mm x 72 mm
8 Pflasterstrip 25 mm x 72 mm
1 Verbandpäckchen DIN 13151 – K
3 Verbandpäckchen DIN 13151 – M
1 Verbandpäckchen DIN 13151 – G
1 Verbandtuch DIN 13152 – A
6 Kompressen (100 ± 5) mm x (100 ± 5) mm
2 Augenkompressen
1 Kälte-Sofortkompresse Fläche mind. 200 cm^2
1 Rettungsdecke mind. 2100 mm x 1600 mm
2 Fixierbinde DIN 61634 – FB 6
2 Fixierbinde DIN 61634 – FB 8
2 Dreiecktuch DIN 13168 – D
1 Schere DIN 58279 – B 190
2 Folienbeutel mind. 30 x 40 cm
5 Vliesstoff-Tuch mind. 20 x 30 cm
4 Einmalhandschuhe nach DIN EN 455
1 Erste-Hilfe-Broschüre
1 Inhaltsverzeichnis

VORSCHLAG FÜR EINE HAUSAPOTHEKE

Zur Erstversorgung aller größeren und kleineren Unfälle im Haushalt (und im Garten) eignet sich die Hausapotheke. Sie sollte entsprechend bestückt sein und regelmäßig auf Vollständigkeit (bzw. auf eventuelle Verfallsdaten von Medikamenten) überprüft werden.
Ein idealer Ort für die Hausapotheke ist übrigens nicht das Badezimmer oder der Küchenschrank (wegen des warmen und feuchten Klimas), sondern ein gut zugänglicher, nicht zu warmer Raum.
Bitte achten Sie darauf, dass die Hausapotheke für Kinder unzugänglich ist. Es reicht nicht aus, sie hochzuhängen, sondern sie sollte auch verschließbar sein.
Im Folgenden finden Sie einen Vorschlag für die Grundausstattung, die Sie um Ihre persönlichen Medikamente ergänzen sollten.

1 Heftpflaster starr 2,5 cm x 5 m
8 Wundpflaster elastisch 10 cm x 6 cm
2 Verbandpäckchen mittel (steril) 8 cm x 10 cm
1 Verbandpäckchen groß (steril) 10 cm x 12 cm
1 Verbandtuch (steril) 40 cm x 60 cm
1 Verbandtuch (steril) 60 cm x 80 cm

6 Wundkompressen (steril) 10 cm x 10 cm
2 Fixierbinden (Mullbinden) 6 cm x 4 m
2 Fixierbinden (Mullbinden) 8 cm x 4 m
2 Fixierbinden elastisch, verpackt 6 cm x 4 m
2 Fixierbinden elastisch, verpackt 8 cm x 4 m
2 Dreiecktücher weiß 96 x 96 x 136 cm
4 Einmalhandschuhe groß/nahtlos

2 Sofortkältepackungen für stumpfe (Sport-)Verletzungen
1 Medikament gegen Schmerzen
1 Medikament gegen Fieber (für Kleinkinder in Zäpfchenform)
1 Haut-Wunddesinfektionsmittel

1 Fieberthermometer digital
1 Erste-Hilfe-Schere klein
1 Pinzette klein

1 Erste-Hilfe-Ratgeber

VORSCHLAG FÜR DIE REISEAPOTHEKE

Sicherlich kann man die Vorsorge so weit treiben, dass ein ganzer Koffer für die Reiseapotheke nicht ausreicht. Überlegen Sie genau, was mitgenommen werden muss und was man bei Bedarf auch im Reiseland kaufen kann. Die folgenden Empfehlungen können daher nur allgemein sein; die aufgeführten Medikamente stellen nur eine beispielhafte Auswahl dar. Mitnehmen sollten Sie:

- Alle Medikamente, die Sie oder ein Familienmitglied täglich einnehmen müssen
- Mittel gegen Durchfall (z. B. Imodium®, Perenterol®)
- Mittel zur Insekten- bzw. Mückenabwehr (z. B. Autan® Active oder Azaron®)
- Sonnenschutzmittel mit ausreichendem Lichtschutzfaktor und Körperlotion
- Mittel bei Sonnenbrand (z. B. Hydrocortison®) und Insektenstiche (z. B. Fenistil®, Soventol®)
- Sofortkältepackung, Elastikbinde und Salbe (z. B. Mobilat®, Voltaren®) zur Behandlung von Sportverletzungen
- Mittel gegen Schmerzen und Fieber (z. B. Ibuprofen®, Aspirin®, Paracetamol®)
- Etwas Verbandzeug, z. B. Verbandpäckchen, Wundauflagen und Heftpflaster

Alle weiteren Mittel sollten nach individuellen Gesichtspunkten, nach der ärztlichen Empfehlung und auf das Reiseland abgestimmt (z. B. Moskitonetz und Malariaprophylaxe bei entsprechenden Gebieten) der Reiseapotheke hinzugefügt werden.

WARNWESTE & CO.

Immer wieder geraten Menschen, die Verunglückten helfen wollen, selbst in Gefahr, weil sie den Selbstschutz zu wenig beachten. In diesem Zusammenhang sind einige Hilfsmittel nützlich.

Warnweste

Die Warnweste ist eine Schutzweste, die Sie – vor allem auch in der Dunkelheit – für andere Autofahrer gut erkennbar macht. In Deutschland ist eine Weste pro Fahrzeug Pflicht, in anderen Ländern häufig eine Weste pro Fahrgast. Es ist zu empfehlen, auch in Deutschland für jeden Fahrzeuginsassen eine Warnweste mitzuführen. Für Behördenfahrzeuge ist dies vorgeschrieben.

Warnblinkleuchte

Sie hilft zusätzlich, eine Unfallstelle kenntlich zu machen.

Kfz-Feuerlöscher

Ein Feuerlöscher im Auto kann bei Entstehungsbränden hilfreich sein.

BLUT- UND ORGANSPENDE

BLUTSPENDE

Jährlich werden in Deutschland ca. vier Millionen Blutspenden durchgeführt, davon über drei Millionen (80 Prozent) beim DRK.

Ethisch-moralisches Prinzip

Das Blut wird von Mitbürgern gespendet, die durch ihre Spende Nächstenliebe praktizieren, da sie ihr Blut freiwillig und unentgeltlich einem in Not befindlichen Mitbürger zur Verfügung stellen. Diese Menschen haben erkannt, dass ihr Leben jederzeit durch einen Unfall oder eine Erkrankung von einer Bluttransfusion abhängen kann und man ethisch-moralisch in einer solchen Situation nur dann einen Anspruch besitzt, wenn man selbst zur bedarfsdeckenden Blutversorgung beiträgt. Das Deutsche Rote Kreuz praktiziert – wie es die Weltgesundheitsorganisation (WHO) empfiehlt – das ethisch-moralische Prinzip der unentgeltlichen Blutspende. Mit Blut, einem menschlichen Organ, sollten nach unserer Auffassung keine finanziellen Gewinne gemacht werden.

Selbstversorgung mit Blut und Blutbestandteilen

Das Deutsche Rote Kreuz unterstützt die Bemühungen um nationale Selbstversorgung. Das in der Bundesrepublik Deutschland benötigte Blut sollte auch in der Bundesrepublik aufgebracht werden, womit eine Unabhängigkeit von Blutimporten erreicht würde. Dazu müssten aber immer genügend Blutkonserven vorrätig sein, um für alle Fälle auch in Katastrophensituationen gerüstet zu sein.
Problematisch ist, dass die Blutbestandteile eine unterschiedlich lange Haltbarkeit haben, manche nur wenige Stunden und Tage, Erythrozytenkonzentrate (also Konzentrate mit roten Blutkörperchen) z. B. bis zu 35 Tagen. Insofern muss dafür gesorgt werden, dass immer genügend Spender zur Verfügung stehen und die vorhandenen Bestände rechtzeitig verwendet werden.

Gemeinnützigkeit

Durch die gemeinnützige Gesellschaftsform der DRK-Blutspendedienste ist sichergestellt, dass weder andere Aktivitäten des Deutschen Roten Kreuzes unterstützt noch Gewinne erzielt werden. Den Krankenhäusern werden lediglich die Selbstkosten für die gelieferten Blutkonserven in Rechnung gestellt.

Infektionsrisiko

Jede einzelne Blutspende wird mehrfach in aufwendigen Labortests untersucht, Infektionsrisiken sind mittlerweile weitestgehend ausgeschlossen. Außerdem bietet die unentgeltliche Blutspende eine zusätzliche Sicherheit, denn wer als Blutspender sein Blut ohne finanziellen Anreiz spendet, hat keinen Grund, Krankheiten oder Risiken bei den sehr eingehenden Befragungen im Zusammenhang mit einer Blutspende zu verschweigen.

EIGENBLUTENTNAHME

Die Eigenblutentnahme ist zwar eine sinnvolle Ergänzung zur Blutspende, kommt allerdings nur unter bestimmten Bedingungen infrage. Die Operation muss langfristig planbar und der Patient bei guter Gesundheit sein, um überhaupt sein Blut abgeben zu können. Außerdem müssen die Blutwerte stabil genug sein. Bei älteren und kranken Menschen ist die Eigenblutentnahme oftmals nicht möglich.

ORGANSPENDE

70 Prozent der Deutschen befürworten die Organspende – aber nur drei Prozent haben einen entsprechenden Spenderausweis. Ähnlich wie beim Blutspenden gibt es viel zu wenig spendewillige Menschen für den aktuellen Bedarf.

Zentrale Vermittlung und Vergabe

Ein Teil der in Deutschland verpflanzten Organe stammt aus den Nachbarländern Niederlande, Belgien, Luxemburg und Österreich. Die internationale Verteilung wird von der Stiftung Eurotransplant in Leiden (Niederlande) organisiert. Dort befindet sich auch die zentrale Sammelstelle für die medizinischen Daten von Patienten (Organempfängern), die für eine Transplantation angemeldet sind. Über Computer werden die Werte von Organspendern und Patienten auf der Warteliste verglichen, auf diese Weise wird der bestgeeignete Empfänger ermittelt.

Zu wenige Transplantationen

Innerhalb Deutschlands regelt das Transplantationsdatenzentrum Heidelberg die Vergabe von Spenderorganen. Ca. 4 000 Organe werden derzeit pro Jahr in Deutschland transplantiert. Davon entfallen ca. 500 auf Herzverpflanzungen und ca. 1 200 auf Leber-, Bauchspeicheldrüsen- und Lungenverpflanzungen. Den größten Anteil mit ca. 2 300 Operationen machen die Nierentransplantationen aus. Der tatsächliche Bedarf an Spenderorganen ist allerdings wesentlich größer. So warten in Deutschland zurzeit weit über 10 000 Patienten auf eine Spenderniere. Bis es auch für sie so weit ist, sind sie auf die Dialyse, die künstliche Blutwäsche, angewiesen.

Gesetzlich geregelt

Die Organspende ist in Deutschland durch das Transplantationsgesetz vom 5. November 1997 geregelt. Das Gesetz bestimmt die Voraussetzungen und die Organisation für eine Organübertragung.

- Voraussetzung für eine Organentnahme ist die Einverständniserklärung des Spenders (Organspenderausweis). Liegt eine solche Erklärung nicht vor, entscheiden die nächsten Angehörigen über eine Organentnahme (erweiterte Zustimmungsregelung).
- Sowohl der Empfänger als auch die Angehörigen des Spenders bleiben anonym. Damit wird verhindert, dass eine Abhängigkeit zwischen dem Empfänger und den Angehörigen des verstorbenen Spenders entstehen kann.
- Eine Ausnahme bildet die Lebendspende. Sie ist nur zwischen engen Verwandten und sehr nahe stehenden Menschen erlaubt. Es gibt keine finanzielle Entschädigung für die Angehörigen; die Kosten für die Transplantation übernehmen die Krankenkassen. Finanzielle Interessen dürfen keine Rolle spielen.
- Das Transplantationsgesetz stellt den Handel mit Organen ausdrücklich unter Strafe.

Organspenderausweis
Bei folgenden Institutionen und Personen bekommen Sie den Organspenderausweis:
Arbeitskreis Organspende
Postfach 1562, 63235 Neu-Isenburg
Bundeszentrale für gesundheitliche Aufklärung (BzgA)
→ Tel. 02 21 / 89 92 0

Ärzte und Krankenkassen
Kostenlose Informationen zur Organspende erhalten Sie auch unter folgender Nummer
→ Tel. 0130 / 91 40 40

Das Phänomen Hirntod
Dass sich immer noch zu wenig Menschen als Organspender zur Verfügung stellen, mag daran liegen, dass viele Menschen den Kriterien für den Hirntod aus Unkenntnis skeptisch gegenüberstehen. Der Hirntod ist jedoch die wissenschaftlich sicherste Feststellung des Todes, die wir kennen.

- Der Hirntod ist definiert als der endgültige Ausfall der Gesamtfunktion von Großhirn, Kleinhirn und Hirnstamm (Gesamthirntod). Dieser Zustand kann nicht mehr rückgängig gemacht werden. Der Organismus ist damit nicht mehr in der Lage, lebenswichtige Funktionen selbst zentral zu steuern. Das Herz hört auf zu schlagen, die Atmung setzt aus, und auch die Gehirnzellen haben ihre Funktion eingestellt. Der Körper kann nur noch künstlich (mit Geräten) durchblutet werden.
- Die Diagnose Hirntod müssen zwei Ärzte unabhängig voneinander stellen. Um einen Interessenkonflikt auszuschließen, dürfen die Ärzte nicht selbst an der Transplantation beteiligt sein. Der Hirntod ist die medizinische Voraussetzung für eine Organspende (außer bei Lebendspenden). Bis zur Entnahme des Organs muss der Blutkreislauf im Körper aufrechterhalten werden.

GLOSSAR MEDIZINISCHER BEGRIFFE

Aerosole
In der Luft feinstverteilte Stoffe, beispielsweise Medikamente
AIDS
Acquired Immune Deficiency Syndrome (»Erworbene Immunschwächekrankheit«)
Akuter Bauch
Sammelbegriff für akute Bauchkrankheiten oder Bauchverletzungen
Allergie
Überempfindlichkeitsreaktion des Körpers auf bestimmte Stoffe (Allergene)
Alveolen
Lungenbläschen
Anaphylaktischer Schock
Lebensbedrohliche Kreislaufstörung als Folge einer Überempfindlichkeitsreaktion des Körpers z. B. auf Medikamente oder Insektengifte
Anatomie
Lehre vom Körperbau
Angina pectoris
»Brustenge«, verursacht durch verengte Herzkranzgefäße
Antibiotika
Medikamente zur Behandlung von bakteriellen Infektionen, z. B. Penizillin
Antikörper
Eiweißmoleküle des Immunsystems gegen Infektionen
Aorta
Hauptschlagader
Appendix
Wurmfortsatz des Blinddarms
Applikation
Verabreichung von Arzneimitteln
Arrhythmie
Unregelmäßigkeit (z. B. des Herzschlags)
Arterie
Schlagader, vom Herz wegführendes Blutgefäß
Arteriosklerose
»Arterienverkalkung«, Ablagerungen in den Arterien, die zur Verengung bzw. letztlich zum Verschluss führen
Aspiration
Einatmung von Fremdkörpern (z. B. Erbrochenes)
Asthma bronchiale
Durch Verkrampfung der Bronchialmuskeln auftretende Atemnot
Axillar
In der Achselhöhle gelegen
Azidose
Übersäuerung des Bluts

Bakterien
Einzellige Mikroorganismen mit eigenem Stoffwechsel ohne Zellkern, können sich durch Teilung vermehren
Blutplasma
Flüssiger Bestandteil des Bluts

Bradykardie
Verlangsamte Herzfrequenz
Bronchien
Grobe Verästelungen der Luftwege in der Lunge nach der Luftröhre
Bronchiolen
Feinste Verästelungen der Luftwege in der Lunge nach den Bronchien
Bronchitis
Schwere Infektionskrankheit der Atemwege

Desinfektion
Unschädlichmachen von Krankheitserregern
Diabetes mellitus
Zuckerkrankheit
Diagnose
Erkennen einer Krankheit/Verletzung zur gezielten Behandlung
Diastole
Füllungsphase des Herzes (Erschlaffungsphase der Herzkammern)
Diphtherie
Schwere bakterielle Infektionskrankheit im Rachenbereich
Distorsion
Verstauchung, Gelenkverletzung

Embolie
Plötzlicher Verschluss eines Blutgefäßes durch ein Blutgerinnsel
Endotoxine
Gifte, die von Bakterien stammen und erst nach deren Auflösung frei werden
Endotracheal
In bzw. innerhalb der Luftröhre
Enteral
Aufnahme(weg) über den Verdauungstrakt
EKG
Elektrokardiogramm (Ableitung und Messung der elektrischen Reizbildung und Reizleitung am Herzen)
Erythrozyten
Rote Blutkörperchen
Exspiration
Ausatmung
Extremität
Gliedmaße (Arm, Bein)

Ferment
Stoffwechselsekret
Fibrinogen
Im Blutplasma enthaltenes Protein zur Blutgerinnung
Fraktur
Knochenbruch
Frequenz
Anzahl der Schwingungen in einer bestimmten Zeiteinheit

Hämatom
Bluterguss
Hepatitis
Leberentzündung (von *hepar* = Leber)
Herzinsuffizienz
Verminderte Herzleistung
HIV
Human Immune Deficiency Virus (Erreger von AIDS)

Hormone
In Drüsen gebildete Botenstoffe, die im Körper für Stoffwechsel- und Steuerungsvorgänge verantwortlich sind
Hygiene
Gesundheitslehre, -pflege; im engeren Sinn: Maßnahmen zur Vorbeugung und Bekämpfung von Infektionen
Hyperventilation
Übermäßige Atmung

Infarkt
Durch Verschluss einer Arterie bedingter Gewebeuntergang, z. B. am Herzen (Herzinfarkt)
Infektion
Ansteckung mit Krankheitserregern (Eindringen von Krankheitserregern in den Körper und deren Vermehrung)
Infusion
Zufuhr von Flüssigkeiten in den Organismus über eine Vene
Inhalation
Einatmen von Gasen und Aerosolen
Injektion
Einspritzen von Medikamenten in den Körper
Inkubationszeit
Zeit zwischen Ansteckung und Ausbruch einer Infektionskrankheit
Insulin
Hormon der Bauchspeicheldrüse, reguliert den Kohlenhydratstoffwechsel
Intra
Vorsilbe: hinein, innerhalb
Intrakardial
Ins Herz
Intramuskulär (i. m.)
In die Muskulatur
Intravenös (i. v.)
In die Vene
Intubation
Einführung eines Beatmungsschlauchs (Tubus) in die Atemwege
Ischämie
Blutleere einzelner Körperteile
Ischiasschmerzen
Erkrankung der Hüftnerven

Kanüle
Hohlnadel zum Einführen oder Ableiten einer Flüssigkeit
Kapillare
Haargefäß, kleinstes Blutgefäß
Kohlenhydrat
Organische Verbindung, Nährstoff (z. B. Zucker)
Kontamination
Verschmutzung, Verunreinigung
Kontraktion
Zusammenziehung
Koronargefäße
Herzkranzgefäße
Krepitation
Reibungsgeräusch, z. B. Zeichen für einen Knochenbruch

Larynx
Kehlkopf
Leukozyten
Weiße Blutkörperchen

Liquor
Wässerige Flüssigkeit, die Gehirn und Rückenmark umgibt
Lokalanästhetikum
Arzneimittel zur örtlichen Betäubung
Lungenödem
Flüssigkeitsansammlung in der Lunge
Luxation
Verrenkung, »ausgekugeltes« Gelenk
Lymphe
Gewebeflüssigkeit
Lymphozyten
Besondere Form der weißen Blutkörperchen (Abwehrzellen)

Mamilla
Brustwarze
Mamillarlinie
Linie zwischen den beiden Brustwarzen
Mikroorganismen
Bakterien oder nur unter dem Mikroskop sichtbare Kleinstlebewesen
Myokard
Herzmuskelgewebe

Nasotracheal
Über die Nase in die Luftröhre
Neurogen
Das Gehirn und die Nerven betreffend
Neurogener Schock
Schwere Kreislaufstörung durch Störungen des zentralen Nervensystems

Ödem
Wasseransammlung im Gewebe
Oral
Auf den Mund bezogen

Pankreas
Bauchspeicheldrüse
Paradoxe Atmung
Störung (Umkehrung) der Atemmechanik, z. B. bei Rippenserienbruch (bei der Einatmung zieht sich der Brustkorb ein, bei der Ausatmung dehnt er sich aus)
Parasiten
Organismen, die andere Lebewesen zum Überleben nutzen
Parasympathikus
Teil des vegetativen (oder autonomen) Nervensystems, arbeitet dem Sympathikus entgegen; beruhigt
Parenteral
Zuführung, z. B. von Medikamenten, unter Umgehung des Magen-Darm-Trakts, etwa mittels einer intravenösen Injektion
Pathophysiologie
Lehre von krankhaften Lebensvorgängen und gestörten Funktionen
Per os / oral
Durch den Mund (z. B. Medikamentengabe)
Perkutan
Durch die Haut (z. B. Medikamentengabe)
Perikard
Herzbeutel

Peripher
Am Rande befindlich, außen liegend
Physiologie
Lehre von den Lebensvorgängen und Funktionen eines Organismus
Pleura
Brustfell, kleidet den Brustraum innen aus
Pleuraspalt
»Gleitspalt« zwischen Lungenoberfläche (Lungenfell) und Brustfell
Pneumothorax
Ansammlung von Luft im Pleuraspalt (Luftbrust)
Poly
Vorsilbe: viel
Polytrauma
Vielfachverletzung, verbunden mit akuter Lebensbedrohung
Prophylaxe
Vorbeugende Maßnahme, z. B. zur Verhütung von Krankheiten
Prostata
Vorsteherdrüse beim Mann
Psyche
Seele oder Geist
Pulmo
Lat. für Lunge
Punktion
Anstechen, z. B. einer Vene, zur Verabreichung von Medikamenten oder zur Zuführung (Infusion) bzw. Ableitung von Flüssigkeiten

Reanimation
Wiederbelebungsmaßnahmen
Rektal
Durch den Mastdam/im Mastdarm (After), z. B. Medikamentengabe
Resorption
Aufsaugen, Aufnahme von Stoffen in Blut- und Lymphbahn
Respiration
Atmung
Rhythmus
Takt, Schlagfolge (z. B. des Herzens), periodischer Wechsel natürlicher Vorgänge oder deren Wiederkehr

Schädelbasis
Schädelgrundplatte, untere Begrenzung des Hirnraums
Schock
Sammelbezeichnung für Störungen des Kreislaufs
Sekret
Ausscheidung von Drüsen
Sepsis
Bakterielle Allgemeininfektion, z. B. »Blutvergiftung«
Skelett
Knochengerüst
Sonde
Stab- oder schlauchförmiges medizinisches Instrument zum Einführen in den Körper
Sterilität
Keimfreiheit
Sternum
Brustbein
Stethoskop
»Hörrohr« zum Abhören des Körpers

Sub
Vorsilbe: unter
Subkutan
Unter die Haut (z. B. Medikamentengabe)
Sublingual
Unter die Zunge (z. B. Medikamentengabe)
Suppositorien
Zäpfchen, die in den Darm eingeführt werden
Sympathikus
Anteil des vegetativen Nervensystems; regt an
Systole
Austreibungs- bzw. Pumpphase des Herzes

Tachykardie
Beschleunigte Herztätigkeit (schneller Puls)
Tetanie
Muskelkrämpfe
Thorax
Brustkorb
Thrombose
Bildung von Blutgerinnseln in den Gefäßen
Thrombus
Blutgerinnsel (Pfropf) in einem Blutgefäß
Toxine
Gifte
Trachea
Luftröhre
Trauma
Verletzung durch Gewalteinwirkung, Hitze usw., psychischer Schock
Tubus
Schlauch, Rohr
Thrombozyten
Blutplättchen, wichtig für die Blutgerinnung

Vegetatives Nervensystem
Autonomes/unwillkürliches Nervensystem
Vene
Zum Herzen führendes Blutgefäß
Verbrennungsödem
Wasseransammlung im Gewebe bei Verbrennungen
Virus
Krankheitserreger ohne eigenen Stoffwechsel
Vitalfunktion
Funktion der lebenswichtigen (Vital-)Organe (Gehirn, Lunge, Herz-Kreislauf-System)
Volumenmangelschock
Akute Kreislaufstörung durch Blut- oder Plasmaverlust

Zentralisation
Sicherung der Sauerstoffversorgung von Gehirn, Herz und Lunge durch Engstellung peripherer Blutgefäße (Kreislaufzentralisation)
Zyanose
Blaue Hautfärbung infolge mangelnder Sauerstoffsättigung des Bluts (Lippen, Fingernägel, Wangen)
Zyklus
Kreislauf regelmäßig wiederkehrender Dinge/Ereignisse

REGISTER

Über den Autor

Franz Keggenhoff ist Andragogik-Dozent und Autor mehrerer Standardwerke zum Thema Erste Hilfe. Er war DRK-Lehrbeauftragter und Fachbereichsleiter am DRK-Institut für Bildung und Kommunikation.

Bildnachweis

Erste Hilfe Illustrationen (inkl. U1): Franz Keggenhoff
Illustrationen: Südwest Verlag München: 48, 69, 72, 90 li., 90 r., 103, 105, 106, 118, 168, 169, 184, 185 (Wladimir Szczesny)

Fotos / Grafiken: ADD-Verlag: 12

Fotos: Beat Ernst, Basel: 149 o., 149 u., 150 o., 150 Mi., 150 u., 151 o., 151 u., 152 o., 152 u., 153 o., 153 u., 154 o., 154 Mi., 154 u., 155 o., 155 u., 156 o., 156 u., 157 o., 157 u., 158 o., 158 Mi., 158 u., 159 o., 159 u., 160 o., 160 u., 161 o., 161 u., 162 o., 162 u., 163 o., 163 u., 164 o., 164 Mi., 165 o., 165 u li., 165 u. r., 166 o.li., 166 o.Mi., 166 o.r., 166 u. li., 166 u. Mi., 166 u. r.; **Botanik Bildarchiv Laux, Biberach/Riss:** 164 u., 165 u. Mi.; **DRK:** 129; **Mauritius Images, Mittenwald:** 126 (Alfred Albinger); **Südwest Verlag:** 88, 114, 123, 134 (Matthias Tunger), 32, 33, 34, 35, 36 o., 36 u., 82, 94 (Sabine Lechner)

IMPRESSUM

Hinweise

Projektleitung
Hannes Frisch
Korrektorat
Claudia Fritzsche, München
Layout/Gesamtproducing
LAYER-CAKE, Jürgen Kiermeier, Glonn
Herstellung
Timo Wenda
Umschlaggestaltung
Vera Schlachter, Veruschkamia, München
Druck und Verarbeitung
PBtisk, a.s., Příbram
Printed in Czech Republic

FSC www.fsc.org
MIX
Papier | Fördert gute Waldnutzung
FSC® C004378

Penguin Random House Verlagsgruppe FSC® N001967

ISBN 978-3-517-09909-5